健康·智慧·生活丛书

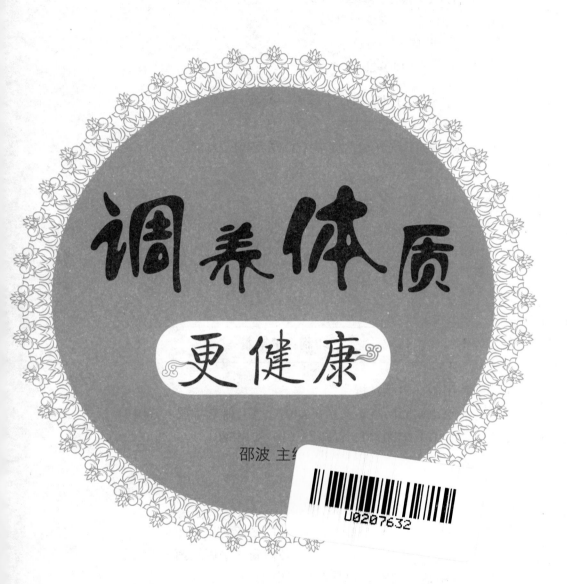

调养体质

更健康

邵波 主编

U0207632

中国纺织出版社

图书在版编目（CIP）数据

调养体质更健康 / 邵波主编. —北京：中国纺织

出版社，2017.3 （2024.1重印）

（健康·智慧·生活丛书）

ISBN 978-7-5180-2054-6

Ⅰ.①调… Ⅱ.①邵… Ⅲ.①体质—关系—养生（中

医）—基本知识 Ⅳ.①R212

中国版本图书馆CIP数据核字（2017）第292258号

责任编辑：樊雅莉　　　责任印制：王艳丽

中国纺织出版社出版发行

地址：北京市朝阳区百子湾东里A407号楼　　邮政编码：100124

销售电话：010-67004422　　传真：010-87155801

http : //www.c-textilep.com

E-mail : faxing@c-textilep.com

中国纺织出版社天猫旗舰店

官方微博 http : //weibo.com/2119887771

北京兰星球彩色印刷有限公司　　　各地新华书店经销

2017年3月第1版　　2024年1月第3次印刷

开本：710×1000　　1 / 16　　印张：13

字数：170千字　　定价：39.80元

前言

　　记得有一次，我接诊了一位因胸闷来就医的患者。他见到我就说："大夫，我气虚了，我是气虚体质。"经过检查以后发现，是支气管炎导致的胸闷，且该患者并非属于气虚体质。有些读者朋友可能会将其当成一个笑话来看，在我看来这是一种好现象，说明体质问题已经引起了大众的高度重视。

　　报纸、电视上经常报道一些体形肥胖的女孩子，为了恢复苗条身材，过分相信路边上打着中医减肥招牌的美容店，结果不但钱没少花，赘肉却不见少，机体抵抗外邪的能力也降低了，变得弱不禁风，严重者甚至造成了身体的伤残。这到底是为什么呢？究其原因是没有采取正确方法论治。造成肥胖的原因很多，从体质角度来讲，痰湿体质更容易诱发肥胖，解决的关键在于纠正体质偏颇，如果一味地与身上的赘肉作斗争，那只是治标不治本的方法，效果自然不佳，健康指数也会随之下降。从理论上来说，肥胖并不会无缘无故地找上你，它只是众多疾病的一种表现，要想彻底改变肥胖状态，治标是不可取的，要从根本上消除导致肥胖的诱因。

　　每每看到这样的报道都会令我感到触目惊心，究其原因是大众对医学常识的认知不足。为此，我暗下决心，一定要在我力所能及的范围内做一次中医养生知识的宣传普及工作。一次偶然的机会，我认识了出版社的一位朋友，我们有着共同的医学专业背景，就此一拍即合，联手倾力编写了这本《调养体质更健康》，帮助大家正确认识体质养生，以免误入广告的陷阱而耗财伤身。

考虑到读者群体的阅读层次多样化，我在写作的过程中尽量把一些必要的中医理论知识，用通俗简单的语言来加以介绍，与读者朋友们如诉家常般地"聊天"，在轻松的语言环境下向读者传递体质养生的讯息，并将我多年行医过程中接触到的实例作为辅助说明，提供了相应的临床治疗方案给大家做出有参考性的医疗指导。对于文字表述不尽的地方，还配有一些插图以便于读者能够更好地理解。这样，相信大家就可以轻松阅读，并从中获取对自己有益的一些知识了。

在这本书中，根据中华中医药学会公布的中国人常见的九种体质类型：平和体质、气虚体质、阳虚体质、阴虚体质、湿热体质、痰湿体质、血瘀体质、气郁体质、特禀体质。分别从饮食、起居、经络按摩、保健运动等方面为读者朋友解析每种体质的养生原则，并附上体质自我检测法，让你坐在家里就能判断出自己的体质类型，并找到适合自己的调养方法。此书可称得上是一本居家体质诊疗书，足不出户便可获得健康。

人人都说"医者父母心"，我诚心祝愿普天之下的众生平安健康，福寿绵长。

目录

Contents

第一章　关于体质养生您了解多少

第五章　阴虚体质，滋阴生津养身体

第六章　阳虚体质，温补阳气改善畏寒怕冷

第十章　湿热体质，清热利湿改善痘痘丛生

第十一章　特禀体质，预防保健势在必行

第十二章　因时、因地制宜，悉心呵护健康

第一章

关于体质养生
您了解多少

 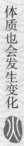
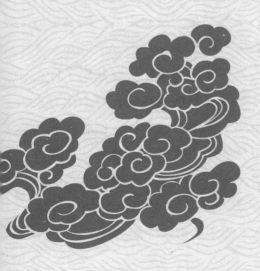

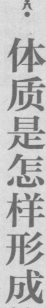

体质是怎样形成的

体质的形成是由多种原因共同作用的结果，归纳起来大体可分为先天因素与后天因素两个方面。

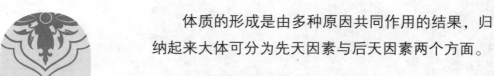

先天因素是体质形成的基础

所谓先天因素，是指人在出生之前在母体内所禀受的一切特征。

从医学角度来解析，先天因素是指遗传因素，胎儿在生长发育过程中既受母体给予的种种影响，又受父方的影响，如父方的元气盛衰、营养状况、生活方式、精神因素等都直接影响着精子的质量，从而也会影响到胎儿的体质基础。

从现代遗传学角度来分析，人类的遗传是通过生殖细胞的物质与信息的传递，将亲代的个体体质特征传给子代的过程。在遗传过程中，生殖细胞的物质与信息会受到内外环境的影响而造成结构与功能上的差异，即产生人与人之间的体质差异，也可称之为变异。

由此看来，人的体质形成，既包括了遗传因素，又涵盖了变异成分，这种遗传中有变异、变异中有遗传的情况，一方面是矛盾对立的，而另一方面又是一个完整的统一体。

说到底先天因素在体质形成中究竟起到了什么作用呢？先天因素是体质形成的基础。打个比方来说，先天因素就相当于体质形成的根，根壮才能叶茂。而要想达到根壮的理想状态，则要靠父母双方提供良好的体质遗传平台。叶茂这一理想状态的实现，则要在根壮的基础之上，加上良好的外界环境、营养状况等后天因素的影响才能实现。

后天因素决定体质的发展方向

所谓的后天因素是指人出生之后赖以生存的各种因素的总和。为了方便理解，我们又把后天因素分为机体内因与外因两个方面。机体内因包括性别、年龄、心理因素，机体外因则包括自然环境与社会环境两个方面。无论如何人都离不开自然环境与社会环境这两大生存客体，而随着经济的发展，自然环境与社会环境都发生了一定的变化，而人的体质也在这种变化中出现了一系列的改变。有些变化是向好的方向发展，而有些变化则会招致疾病。例如，体质在良好的生活环境、合理的饮食起居、稳定的心理情绪的影响下，会变得越来越强，身心也因此而达到健康状态，反之则会招致疾病。

调养体质一点通　心理与情志因素如何影响体质

心理因素：科学研究认为，感觉、知觉、记忆、思维、性格、能力等方面是构成心理因素的重要条件。而气质是个体心理特性的总和，它影响着人类各种心理活动的过程。

研究发现，气质是体质的内涵，从中医理论上讲，则反映了形神合一的生命观。体质是气质的基础，气质是在体质形成的基础上发展而成的。虽然气质、体质与个人的生理、心理有关，相互间却又存在着某种对应关系。不同的体质及生理特点会使人表现出不同的气质类型，而个人独特的气质特征又会影响其生理特性和体质的形成及变化。因此可说："气质不同，形色亦异。"

情志因素：所谓的情志是指人的喜、怒、哀、思、悲、恐、惊，这是人类对客观事物所产生的不同情绪及情感表现。例如，遇顺意之事则喜，遭到不满之事易怒等。中医学的情志，泛指人的情绪、情感活动。而七情的变化，往往会对人体的脏腑器官产生影响，久而久之便会影响体质的变化。情志活动感物而发，既不可不及，又不可太过，"贵乎中节"。

体质的6大特征

要想真正掌握体质养生的正确方法，必须了解体质本身所具备的特点，这对选择适合自己的养生方法很有帮助。下面我就为读者朋友一一解析体质所具备的几个特点，希望能给大家带来豁然开朗的感受。

【 体质以遗传为基础 】

个人体质的特点、体质的差异、体质的形成，都要以遗传因素为基础，加之后天成长过程中环境、饮食等诸多因素的影响而逐渐形成。个体间的体质特征分别具有各自的遗传背景，这一遗传背景决定了个体体质间的差异，是维持个体体质特征相对稳定的一个重要因素。

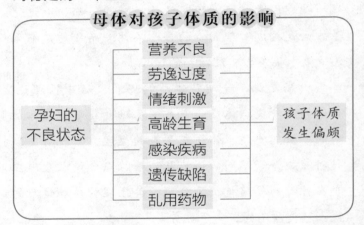

母体对孩子体质的影响

孕妇的不良状态 —— 营养不良 / 劳逸过度 / 情绪刺激 / 高龄生育 / 感染疾病 / 遗传缺陷 / 乱用药物 —— 孩子体质发生偏颇

【 体质具有相对稳定性 】

通常情况下，体质一旦形成就不容易在短期内发生较大改变，因此称体质具有相对稳定性。之所以有此特点，还是因为体质的形成以先天遗传为基础，这一点决定了体质不容易发生大的改变，至少在短期内不会发生。

体质不是一成不变的

上文提到体质是"相对"稳定的，虽然遗传因素不能改变，使体质具备了稳定的特点，但后天因素的影响作用也不能忽视，同样会令体质或多或少地发生变化。体质成于先天，定型于后天，这就决定了体质的稳定性是相对的，不是一成不变的，也就意味着体质具有动态可变性。每个人在生、长、壮、老过程中都避免不了受到环境的影响，如生活条件、饮食结构、地理环境、季节变化等都可对体质产生一定的影响，并且能够逐渐改变体质状态。

体质具有多样性

由于体质的形成受先天与后天因素影响，遗传因素的多样性及后天环境的多变性决定了体质出现各种差异，即便同一个个体在不同的年龄阶段，其体质特点都可能发生动态变化。所以，体质除了具有明显的差异性以外，还具有多样性的特点。

体质可以调理

某一类型体质的形成需受先天因素与后天因素双重制约，虽然我们不能改变先天遗传因素，但是后天因素是可以控制的。正因为如此，可针对各种体质及早采取相应措施，纠正或改善某些体质的偏颇，减少体质对疾病的易感性，促使体质向好的方向转化，以预防或延缓疾病的发展。

体质具有趋同性

处于同一历史背景、同一地区、有着相同的饮食起居习惯的人群，由于遗传背景和后天条件的近似，体质也会呈现出相似的特征，这就是群类趋同性。这一特性会导致某一人群对某些病邪的易感性及所产生病理过程的倾向性。举个例子来说，我国广西的巴马和广州的东山区长寿老人特别多，如果细究其中缘由，与体质的趋同性和生活起居的相似性有很大关系。

体质也会发生变化

我们已经了解体质既是相对稳定的，又是动态变化的，那么究竟是什么因素会导致体质发生变化呢？还要听我慢慢道来。

年龄变化引起体质发生改变

体质得养于后天因素，年龄自然是后天因素中的一种，随着年龄的增长，体质发生改变自然是无可厚非的。

例如，我们经常说小孩子是稚阴稚阳之体，"脏气轻灵，随拨随应"，生机盎然，却又稚嫩脆弱，多呈现出相对的"心肝有余，肺脾不足"的体质共性。"心肝有余"就容易患发热、惊厥、抽搐等病症；"肺脾不足"则容易患感冒、呼吸道感染、消化不良等病症。虽然与大人比起来小孩子更易生病，但只要给予及时治疗，康复速度是非常快的，短时间内即可恢复活蹦乱跳的状态，有些大人对此都望尘莫及。

到了青壮年时期，人的精力、身体状态都达到旺盛时期，多呈现出阳气偏盛、容易内热的体质状态。之所以这样说，是因为青壮年时期，人体的形态结构都达到了一生中的顶峰，就像拉满的弓弦，因此多呈现出阳气偏盛。而容易产生内热，则是因为青壮年时期要肩负家庭、事业两重负担，这个时期不像少年时天真烂漫、无忧无虑，也不像老年时期尘埃落定、笑看世事变化，所以经常受烦事所扰而不能自拔，因此便产生了内热。人到老年阴阳俱衰，气血既少又壅滞不通，这都是随着年龄变化不可避免产生的身体变化。

性别影响体质发生变化

女性因其具有特殊的生理结构，一生要经历月经来潮、怀孕生子、产后哺乳这三大特殊时期，而这一过程自始至终都要以阴血为物质基础，需要消耗大量的阴血，如果不注意调养，很容易出现血虚及阴虚体质。男性与女性不同，血虚及阴虚体质在男性群体的比例较低。

社会环境影响体质发生变化

人类与花草、鸟兽一样都属于大自然的一分子，天与地是生命的舞台，四季是生命的赞歌。与春风、夏荷、秋月、冬雪一起变化，与鸟兽鱼虫、花草树木一起生活，与万物一同春生夏长秋收冬藏，与万物一同走过生、长、壮、老、已的生命之路，这才是最纯然的养生大道。可话虽如此，随着科技的不断发展，人们长期生活在人工环境、污染环境当中，吃着反季节性蔬果，喝着精加工的水，大嚼特嚼着含有各种添加剂的垃圾食品，这种不良的社会环境着实让人担忧，体质在这样的环境中发生变化也

调养体质一点通

阴阳人格体质说

阴阳人格体质说也叫做体质—人格说。该理论是按照阴阳五行理论划分人格类型的学说，源于《灵枢·通天篇》及《灵枢·阴阳二十五人篇》。《灵枢·通天篇》是按阳气之多少分为太阳、少阳、阴阳和平、少阴、太阴等"五态人"，而《灵枢·阴阳二十五人篇》则是按照五行属性特征分为金、木、水、火、土，五型，即"阴阳二十五人"。每一种类型的人其特点都涉及个性特点与体质特点两方面，个性指人所表现出来的心理特征，而体质则侧重于人的生理机能及其特点，二者均由先天禀赋和后天环境所形成。中医理论则更侧重于先天禀赋的研究，由于心理活动与生理活动相互联系，故中医心理学也将个性与体质结合起来研究，这也体现了阴阳人格体质说坚持形神统一思想的特点。

是可想而知的事情。

除此之外，人们的工作、交际环境复杂了，人们的思想也随着大环境的改变而变得更加圆滑老练，人人都在防范别人，缺乏包容和友善，这种社会状态势必会导致患抑郁症、精神心理疾病的人数不断攀升。众所周知，空气、水源、土壤是生命赖以生存的根本，但这些都发生了质的变化，都受到不同程度的污染，人体的内环境也随着大环境的变化而变得不洁了，气血发生瘀滞，心神受到外界的影响发生了很大的变化，紧张、焦虑、压抑、担忧等都是促使体质发生偏颇的诱因，这大概就是现代社会多湿热体质和气郁体质人群的原因吧！

疾病和药物促使体质发生变化

俗话说得好：人吃五谷杂粮，哪能不生疾病？但无论是外伤、外感疾病，还是内伤疾病都会对体质产生较大的影响。中医常讲"久病及肾""久病入络"，意思是说，病得时间过长会损伤肾气，多数会引起阳虚；久病者不仅会造成大的经络受阻，就连细小的浮络、微循环也会出现瘀滞。所以慢性病，特别是那些以疼痛为主要症状的病症，往往是疾病与血瘀体质共同作用出现的结果，像慢性肝病、慢性肺病、慢性心脏病更是血瘀体质种下的恶果。

"是药三分毒"这句话在日常生活中总是频频入耳，长期使用药物势必会对体质造成影响。尤其是长期过量使用抗生素、激素、利尿剂、减肥药、通便药、保健品、清热解毒类药物等，会造成或加重气虚、阳虚、气郁等体质。举个例子来说，有些高血压患者经常服用利尿剂降压，多年下来血压是稳定住了，但是阳痿早泄、性欲减退、腰酸、尿频等现象却出现了，这就是典型的肾阳虚症状。

现代人的生活水平提高了，五花八门的保健品大量涌现，更有些孕妇在孩子未出生之前就以保健品进行补养，殊不知，这种做法反而会促生或加重阴虚体质、湿热体质和痰湿体质的偏颇。

饮食不当导致体质发生变化

"病从口入"此话一点不假，食品加工、饮食结构、吃多吃少、进食方式等，都会对体质产生影响，在某种程度上说体质是吃出来的一点儿也不为过。下面我就针对生活中比较常见的不良饮食习惯与体质间千丝万缕的联系予以解释，希望读者朋友能引以为戒。

营养不良

吃不上喝不上的时代已经过去了，按道理说营养不良的情况不该发生，可实际上此类问题仍然屡见不鲜。就我个人的临床经验来看，最常见的就是青少年从小养成了挑食、偏食的饮食习惯，尤其是年轻的女孩子，为了保持身材一味地控制饮食，结果却促生或加重了气虚体质和阳虚体质的偏颇。

营养过剩

长期的营养过剩、食量过多，最容易造成痰湿体质。有些读者可能会问："医生，吃得多、吃得好与痰湿体质是风马牛不相及的事啊，二者怎么会出现因果关系？"营养过剩与痰湿体质表面上看毫无瓜葛，但实际上却联系颇深。

通常情况下，肥甘厚腻或经过精细加工的食物中许多营养成分的结构已经被破坏，剩下的大多是热量，经常食用高热量的食物会加重痰湿体质。许多人经受不住这类食物味香色美的诱惑，不加节制地进食，特别是痰湿体质者，极易出现上火症状，如咽喉疼痛、口苦、尿黄、大便干结、口鼻热气等。除此之外，肥甘厚腻或经过精细加工的食物不容易被机体消化吸收，经常大量食用会加重脾胃负担。举个例子来说，脾胃就相当于一个加工厂，最大的负荷量是100单位，你硬要它加工出120单位的原材料，勉强加工出来的产品大多为残次品，这些残次品不能成为气血精微物质为人体所用，反而会成为身体的垃圾，也就是所谓的痰湿。若痰湿滞留在皮下，就会诱发肥胖，若停留在血液里即会出现高脂血症，停留在肝脏处，就是我们常说的脂肪肝……总而言之，营养过剩是痰湿体质形成的主因。

长期营养过剩还会诱发气虚体质，不要惊讶，事实的确如此。我之所以这样讲是有一定医学依据的。中医有一句话，叫作"水谷与元气不相两立"，什么意思呢？水谷在体内的消化、吸收、转化、输送、代谢、排泄的过程必须依靠元气的帮助才能顺利完成，换句话说，食物的消化吸收及代谢需要消耗体内的元气。倘若经常吃得过多、营养过剩，元气的消耗量大增，长此以往结果就是气血虚而肥胖，肥胖而全身无力。

长期重口味饮食

北方地区的人们大多喜欢重口味饮食。这是一种不好的饮食习惯，长此以往很容易促生或加重痰湿体质和血瘀体质。这是因为摄入过多盐分既可引起钠水潴留，使人出现水肿症状，酿成痰湿水饮，又会伤害血管，影响血液循环。尤其中老年人，血液流动缓慢、血液容易淤积，血管老化，如果再继续重口味饮食，会诱发多种心血管疾病。

无辣不欢

辛辣性食物能刺激食欲，令人不自觉地加快进食速度，增加进食量。久而久之即会造成营养过剩，促生痰湿体质。另外，食辣也要根据地域环境，常年生活在潮湿地区的人们，经常吃些辛辣食物不失为一种适应环境的饮食方式，不但不伤身反而对健康有益。但对于长期生活在北方或较为干燥地区的人们，经常食用辛辣食物，会促生内火，时间久了便易诱发或加重阴虚体质和湿热体质。

起居不当促使体质发生变化

身体过劳或过逸、以车代步、依赖空调、长期搓麻、长时间使用电脑等生活方式都会对人们的体质产生深刻的影响。而一些现代人出现的"现代文明病"如颈椎病、内分泌代谢性疾病、心血管疾病、妇科病等多种多样的病症都与以上所说的不良生活方式脱不了关系。这些疾病虽然不至于致命，但治疗起来也不是件容易事，虽然可控但很难根除，致使人们长年受病痛折磨。

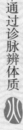

第二章

活用望、闻、问、切 判断自身体质

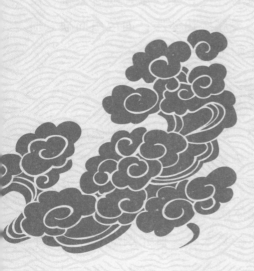

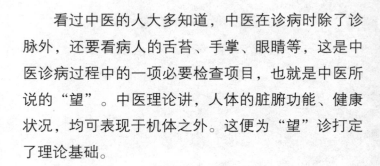

望——通过表象辨体质

看过中医的人大多知道，中医在诊病时除了诊脉外，还要看病人的舌苔、手掌、眼睛等，这是中医诊病过程中的一项必要检查项目，也就是中医所说的"望"。中医理论讲，人体的脏腑功能、健康状况，均可表现于机体之外。这便为"望"诊打定了理论基础。

望面色知体质

在生活中，我们经常会看到许多人为了脸上的斑点、黯淡的肤色、密密麻麻的皱纹、黑眼圈等愁眉不展，甚至为此花费大价钱购买美容用品，其实这是治标不治本的老套做法。而有这种问题的朋友要格外注意了，它提醒你的体质可能出现了偏颇，需要采取一定的方法予以补救。下面我就为读者朋友介绍一下，如何通过面部状态判断体质的变化。

面色晦暗、皮肤偏暗或有大面积色素沉着，容易出现瘀斑，面色、口唇发暗，这是典型的血瘀体质；面色萎黄且没有光泽，是血虚体质的象征；皮肤黄且十分油腻，多属湿热体质；面色白而缺乏血色及光泽，表明是阳虚了。

望眼睛知体质

眼睛不仅是心灵的窗口，也是认识体质的一种途径，我提醒那些爱美的朋友们，千万不要仅将注意力集中在画眼线、描眼影上，多多关注一下眼神状态，对及早发现体质出现偏颇非常有帮助。

根据我的临床经验来看，目光炯炯有神多为平和体质；目光无神，看起来无精打采，多属于虚性体质，会出现气虚、血虚或阳虚；巩膜上常有脂肪沉积，或者出现细小的血丝，看上去比较浑浊，多见于血瘀体质、痰湿体质、湿热体质。当然，有一种上热下寒的阳虚体质者，也会出现巩膜混浊的问题。眼睛痒是很多眼部疾病的先兆，但是如果没有其他的伴随症状只是干痒难忍，很有可能是特禀体质的表现之一，若同时伴有鼻痒、流清鼻涕、打喷嚏等鼻子方面的过敏症状，则可确定是因过敏导致的眼睛不适，这种情况只要脱离了过敏原就可以缓解，而洗澡也可以减轻不适症状。

望舌头知体质

许多读者朋友或多或少对手诊有所了解，殊不知看舌头也是诊断身体状况的重要途径，特别是对辨别体质方面，舌诊的参考价值相当高。不过，在介绍舌诊前，我们必须先了解一下舌头的结构。舌头是由表面的黏膜和深部的舌肌组成的，舌肌又叫舌体，表面的黏膜又叫舌苔。打个比方来说，舌体就相当于土地，舌苔就是土地上的草，

土地变化较慢，而地上的草却变化较快。因此诊断体质主要看舌体，舌体的变化能比较准确地反映体质问题，而舌苔则反映了近期一段时间身体的内部变化情况。当然，如果舌苔在较长一段时间内所表现的情况一致，同样也可作为判断体质是否发生偏颇的参考因素。下面我们就来看一看，不同的舌头状况所表现出的体质问题。

舌头颜色淡红、舌苔薄白，是平和体质的象征，说明人体健康状态较好；舌形胖嫩、边缘有齿痕，且舌头颜色淡或略带青暗，舌苔润滑，此类人多属阳虚体质；舌形瘦小，舌头颜色较红且津液较少、有裂纹，舌苔稀少或没有舌苔，舌体易长溃疡，多为阴虚体质者所表现出来的症状；舌形肥大、边有齿痕，舌头颜色淡红，舌苔薄白多为气虚体质；舌形肥大，舌苔厚腻或舌苔薄且润，多属痰湿体质；舌形肥大，舌头颜色偏红，舌苔黄厚而腻，多属湿热体质；舌形肥大，舌头的颜色暗淡或呈青紫状，容易出现瘀斑，舌下静脉青暗、弯曲、凸起，多属血瘀体质；舌头两侧暗红，严重者可见舌头颜色偏暗，

两侧呈暗青色，多属气郁体质；特禀体质的人，舌体、舌苔没有共性的规律。

在这里我要提醒各位，观察舌象时，要注意以下几点：

第一，将舌头自然伸出口外，使其充分暴露，以便于观察。

第二，使舌头呈扁平形，舌体自然放松，不要卷缩，也不要过分用力外伸，以免引起颜色的改变。

第三，查看舌象时，动作敏捷，不可延误太长时间，避免舌头在空气中滞留过久，必要时也可稍休息后再重复观察。

第四，要选择光线充足的位置，否则舌体及舌苔的颜色不易分辨。

第五，不宜在进食或漱口后立即观察舌象，因为进食或漱口会影响对舌苔颜色的判断而出现误诊。

健康状态的舌象

◎ 舌体柔软，活动自如，呈淡红色。

◎ 舌头中部、根部的舌苔稍微厚些。

◎ 舌头的边缘部位，舌苔较薄、少。

◎ 舌苔均匀地铺在舌面上，颜色呈白色薄厚适中。

不同状态的舌苔所反映的体质问题

舌苔类型	表现状态	所反映的问题
有色舌苔	舌苔发黄、灰等颜色	预示着健康出了问题，必须给予足够重视
舌苔厚腻	舌苔像污垢一样附着在舌头上	这种状态说明湿热积滞在体内
舌苔脱落	舌头上出现无舌苔覆盖的裸露部位	这是脾胃虚弱、阴虚少津的表现

舌苔类型	表现状态	所反映的问题
舌苔较薄	能明显看到舌质	提示胃阴亏虚、正气衰弱

望神态知体质

神态同舌象、眼睛、面色一样，也是反映体质状态的"晴雨表"。中医里讲："无热不生烦"，意思是说，如果体内有热滞留，不论实、虚，都容易影响一个人的神态，例如，比较容易激动、躁动不安、情绪波动较大等。如果是气虚、阳虚，人的神态多表现为安静、消沉，严重者会出现抑郁症的症状；如果一个人表现出反应迟钝、思维及动作缓慢则是痰湿体质的征兆；气郁体质、血瘀体质者，在神态上常表现为郁闷、心事重重；虚性体质者身体比较敏感，稍有不适就周身疼痛，结果导致心神不定、焦虑不安，这类人往往喜欢钻牛角尖，遇到一点不适就要到医院全身上下检查一遍，结果往往问题不大，这种情况大多发生在女性群体。遇到这类情况时，首先要沉着冷静，切莫过分急躁，以平常心对待身体问题。

望体型知体质

在介绍体质的过程中，我所讲的体型主要是指人体各部大小、重量、性征、骨骼、体形及体姿等各种外在因素，即可判断人体内在的体质特征。从医学的角度来讲，一个人的形态结构是其心理、生理功能及一切行为的基础。用句通俗的话来表示，人体的形态结构是体质的基础。由此可见，通过体型判别体质具有充分的理论依据，并非我信口开河。那么，每种体型代表何种体质呢？且听我仔细地讲给大家听。

中医常说："胖人多痰湿，瘦人多内热。"这一句话包含了两层含义：身体肥胖者大多属于痰湿体质，身材瘦小的人，大多属于内热体质。有些读者会问了：肥胖的人就不会出现阴虚体质吗？就我个人的临床经验来讲，单纯性肥胖者属于阴虚体质的非常少。这是因为，阴虚和肥胖的致病机理是南辕北辙的。平时，我们经常听说某人拥有超棒的身材，更令人羡慕的是她（他）怎么吃都不胖，这就有可能是阴虚内热，消耗较多，所以怎么吃都不发胖。而肥胖则正好相反。

不过，并不是所有的胖子都是痰湿体质，这要因情况而定。有些人虽然看起来有些胖，但实际上肌肉结实、行动敏捷，体重并未达到肥胖标准，只是超重，这类人群多属于平和、湿热或痰湿体质，气虚不明显；如果行动慵懒，做事拖泥带水，走路拖沓，经常一屁股坐那儿不起来，整个人显得沉重倦怠，这类人多属于痰湿并夹杂阳虚或气虚体质。

介绍完了肥胖一族，我们再来看看瘦小族，这类人群的体重过轻，看起来皮包骨，基本属于虚性体质。倘若虽然身体瘦弱但肌肉结实、动作灵活、精神十足，通常是阴虚内热性体质；如果瘦且肌肉松软，面色萎黄，气若游丝，声音低微，多是气虚体质；倘若身体干瘦，面色黯淡，口唇色暗，皮肤干燥，舌质呈紫暗色，多为血瘀体质。

听声音知体质

声音的高低、长短、快慢常常可以反映一个人的体质状况。我先从说话声音角度来介绍，倘若语音低微且经常重复言语多属于气虚体质，尤其是肾气虚患者，此类情况经常发生。因为，肾是声音之根，肾虚则气不能固摄，因而出现说话声音微弱且不断重复；说话声音低且说话断断续续，同样属于气虚体质，多半为心肺之气不足的表现；说话的声音沉闷，好像从空房子中发出来的，多属于痰湿体质，是脾虚痰湿内泛的表现。

除了听语音，我们还可以从打喷嚏时发出的声音来判断体质状态。平时，朋友间打趣时经常说："一想，二骂，三感冒"，打一个喷嚏代表有人想念，打两个喷嚏说明有人骂，打三个喷嚏就是感冒的表现了，这种说法能否站住脚呢？我的答案当然是否定的。一个健康的人一天内打三五个喷嚏是正常的，无须过分担心。对此，我不做过多的解释。这里我想告诉读者朋友的是，从打喷嚏的声音中，可以判断一个人是否属于气虚体质。中医认为，喷嚏接连不断，经久不息，常常疲倦无力，自感腰部、膝部酸软或疼痛，面色黯淡无华，畏寒怕冷，手脚冰凉，基本上可判定此人为气虚体质，且多半属于肾气虚。这类人在饮食上应格外注意，不要吃寒凉性食物，如西瓜、苦瓜、冬瓜、柿子、螃蟹等，可多吃些核桃、枸杞子、芝麻等食物。肾气虚的人，还要加强体育锻炼，但运动量不宜过大，适可而止，避免从事重体力活动，避免熬夜，房事也要慎重，不可过于频繁。

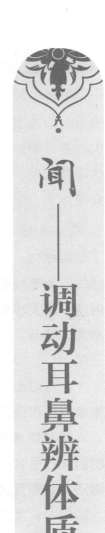

闻——调动耳鼻辨体质

闻气味知体质

平时，我们经常说："某某的体味呛人，太不讲卫生了。某某的体味清香，散发出一种优雅高贵的气质"，体味人人都有，为什么会出现如此大的差异呢？这要追溯到体质问题了。据我的临床经验来看，经常汗味、体味特别大，多半属于痰湿或湿热体质；口气较重，提示有内热、积滞，痰湿体质、湿热体质、阴虚体质者容易出现口臭。

民间偏方除体臭

梅枣汤

材料：大枣12颗，乌梅10颗

做法：将大枣洗净去核，乌梅洗净。将二者放入砂锅中，加适量清水。先用大火烧开，再改用小火熬煮30分钟，晾凉后即可饮用。每日2次，早晚分服。

此方对因气阴亏虚所致的口干口渴、自汗体臭有较好的改善作用，经常饮用还可使身香体盈。

红豆银耳汤

材料：红豆100克，水发银耳10克，粳米50克，冰糖适量

做法：将银耳洗净去蒂，红豆和粳米分别淘洗干净。以上三种材料一起放入砂锅中，加入适量清水。先用大火烧开，再以小火慢熬，直到米烂后放入冰糖，待其溶化即可。每日1次，早晨或晚上服用均可。

本方制作简单，经常食用不仅可以抑制出汗，祛除体臭，同时还能起到美白润肤的神奇作用。爱美的朋友们不妨一试。

蜂蜜雪梨饮

材料：蜂蜜15毫升，雪梨3个

做法：将雪梨洗净，除去皮核，切成小块放入砂锅中，加600毫升清水先用大火烧开，再改用小火煎煮，1个小时后停火，待其晾温后加入蜂蜜，搅拌均匀即可，代茶饮。

本方能够润肺止汗，经常饮用可滋养肺部，提高肺功能，并有效抑制出汗过多，改善体臭之症。

问二便知体质

大、小便是人体排泄代谢废物的主要途径，也是体质状态的指示灯，需要经常观察。我曾在与一位朋友的聊天中提及观察大、小便的话题，朋友的第一反应就是：那么脏的东西也要观察？而且还是经常观察？我相信，有此反应的人不止我这位朋友一个，许多人都会觉得此种做法相当滑稽。

在此，我要纠正这一看法，观察大、小便不是无稽之举，此二者能直接反映你的体质变化情况。有育儿常识的人随时都会观察宝宝的大小便情况，并会有针对性地调整乳母的饮食状况，这便是通过二便知健康的典型案例。

以我的临床经验来看，小便色黄量少说明体内多热，为热性体质；小便深黄色且排便时有涩痛感，必须及时就医；喝过水就要去厕所，且夜尿过多，多半是阳虚体质；精神紧张时，小便次数频繁或者常为要不要小便而心神不安，多属于气郁、气虚体质。了解了小便与体质的因果关系后，我们再来看看大便与体质间的联系。

大便干结、量少，多属阴虚、气虚体质；每每排大便都会觉得精神紧张且大便稀烂，是气郁体质的象征；大便不成形，多属气虚、阳虚、痰湿体质；大便干结或黏腻、恶臭，并伴有小便色黄，这是典型的湿热体质。

有些人平时肠胃很好，但在饮食上稍有不慎，如吃了不干净的食物、吃的食物太过油腻等，很快就会拉肚子，不要紧张，这并不能说明是脾胃虚弱，反而是机体自我保护的一种反应。这类人即使

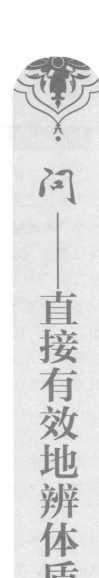

问——直接有效地辨体质

没有健硕强壮的体格，但身体素质依然很好。

问性格知体质

通过性格判断一个人的体质？这不是开玩笑嘛？许多读者朋友大概都会有此疑问吧！请不要质疑，性格确实可以为判断体质提供信息支持。从中医角度来看，可以从形、神两方面去辨别分析体质类型，"形"包括形态结构，"神"主要指性格心理。根据这一说法，我将性格与体质之间的关系大致总结为以下几点：

乐观开朗、积极向上的人外表和善，大多属于平和体质，是众人羡慕的完美状态；性格内向，压抑、消极、悲观的人，从外表上看，通常表现出一副"苦命"象，这是气郁、阳虚、血瘀体质最常见的外在表现；性格敏感，情绪波动大的人，从外形上看多表现为灵活躁动，这是湿热、阴虚体质的人所具备的特点；性格平静，反应迟钝的人，外表通常木讷少言，常见于气虚、痰湿体质的人。

性格不仅仅可以影响一个人的体质，同时也会影响健康，所以，建议大家要养成乐观开朗的性格。这对延年益寿很有助益。

问寒热知体质

有些人每每到了冬季便大门不出、二门不迈，问起原因大多是畏寒怕冷，到了冬天就手冷过肘、足冷过膝，晚上睡觉时被窝怎么焐也没有热气，稍有寒气外袭便浑身打颤，此类人基本可定位为阳虚体质；我还经常听到有人这样说："我冬天怕冷，夏天怕热"，这类人群以女性偏多，一遇到高温天气就得喝冷饮、吹空调，遇到寒冷天气就要穿得很多，对气候的适应性很差，据我观察，这类人大多情绪不稳定，多半属于气郁体质、气虚体质；有些人耐冬不耐夏，十分怕热，四肢温暖，特别是到了夏天手心、脚心发热，不吹空调、喝冷饮就过不了夏天，这是典型的热性体质特征；还有些女性畏寒怕冷、手脚冰凉且伴有头晕、心悸、多梦、面色萎黄、月经量少且色淡，这是血虚体质的表现。

问家族史知体质

前面小节已经给大家介绍过，

体质的形成既受先天禀赋的影响，又受客观因素的制约。因此，从家族史的情况中，也可推断出个人体质情况。倘若爸爸或妈妈其中一方属于痰湿体质，且伴有中心型肥胖、高血压或糖尿病，他们的子代就要注意了，其体质很可能属于痰湿类型，要尽早了解痰湿体质的特征。一旦体质发生明显变化，高血压、糖尿病的患病概率就会明显增加，所以要采取一定措施防患于未然。

问经带知体质

月经和白带是女性体质状态的"晴雨表"。月经量偏少、经期延后、经血颜色暗淡或伴有痛经，这是血瘀体质及气郁体质的典型表现；经血颜色淡红，多半属于血虚、气虚体质；月经量多、经期提前、经血颜色鲜红多属于热性体质。

再从白带上来看，它同样可以看出一个人的体质类型，例如，白带色黄、阴痒难耐者，大多属于湿热体质；白带长期偏多、色白，且易感疲倦乏力，此种情况多半属于痰湿体质、气郁体质、阳虚体质。

问汗液知体质

出汗是人体正常的新陈代谢过程，人在剧烈运动后、环境或饮食过热、情绪紧张的情况下都会出汗，这属于正常现象。当体质发生偏颇引发各种疾病时，各种因素都会影响汗液的生成与调节，导致出汗异常。下面，我就针对汗液与体质相关的问题，为大家进行一一解析。

汗少或无汗、食量较大且伴有肥胖的人，多属于痰湿体质；有些人很容易出汗，吃饭、喝茶、运动、天气稍热就出汗明显，不喜欢吹空调、吃冷饮，此类人多半属于平和偏气虚体质；而无论是运动、吃饭、喝茶还是天气较热的情况下，都不容易出汗或明显汗少者，多见于气郁体质、湿热体质、痰湿体质，出汗过少容易诱发肥胖、水肿、闭经、烦躁易怒、痤疮等，因机体对能量的消耗量小、体内水分代谢不畅，导致内热淤积于体内。

切
——
通过诊脉辨体质

通过切脉判断体质对一般大众而言似乎有些困难，但如果你是中医爱好者，且对脉象有些许的了解，相信在这节介绍中，能领悟到体质与脉象间千丝万缕的联系。

《黄帝内经·素问·脉要精微论》记载："诊法常以平旦，阴气未动，阳气未散；饮食未进，经脉未盛，络脉调匀，气血未乱，故乃可诊有过之脉。"

归纳起来是说，诊脉的时间最好选择在清晨，因为此时人还没有从事劳作，阴气未被扰动，阳气没有消耗殆尽，也没有进食，经脉中的气尚不充盛，络脉中的气也还处于平静状态，气血均未受到扰动，此时诊脉有利于更好地判断出身体状态。这便是诊脉的前提条件，掌握了诊脉的方法，下面我就给大家简单介绍一下各种脉象提示的体质问题。

◎ 脉搏有力，节奏整齐，说明心肺功能较好，健康状态较佳。

◎ 脉搏不容易被察觉，好不容易按到脉搏跳动很细，若有若无，此为虚性体质的象征。

◎ 脉搏像一根直直的琴弦，叫弦脉，也被称为肝脉，说明肝脏功能失调，提醒人们要注意养好肝脏，否则容易形成或加重血瘀体质和气郁体质。

◎ 在平静状态下，若脉搏比较快，是实热或虚热的表现。

◎ 脉搏明显缓慢是阳虚体质的象征。

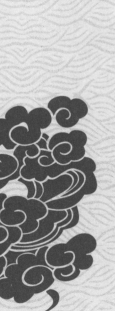

第三章

平和体质，人人羡慕的好体质

平和体质自我检测

你是平和体质吗？这恐怕是大多数读者朋友们非常关心的话题，怎样快速判断自己是否为平和体质呢？为了给读者提供一个快速测试体质类型的方法，下面设置了几个问题，只要按照指定方法进行测试，很快就能得出近乎准确的结果。

近1年内的身体感受 答案

1.记忆力较差，容易忘事，做事总是丢三落四，常常忘记物品的存放地方。　　　　　　　　是○　否○

2.身体经常无缘无故地出现疼痛的现象，如头痛、背痛、腹痛、腰痛、腿痛、膝痛等。　　　　是○　否○

3.面色晦暗无华、发黄、皮肤粗糙无光泽，容易出现褐斑、色斑，或皮肤干燥、皱纹丛生。　　是○　否○

4.常出现头痛、头晕的现象，尤其在情绪波动较大时症状加重，经常莫名其妙地感到苦闷、忧伤，稍遇不顺心的事便乱发脾气，精神常处于紧张、焦虑的状态。　　　　　　　　　　　　　　　　是○　否○

5.眼睛常会出现红血丝，或者容易产生黑眼圈及眼袋。　　　　　　　　　　　　　　　　　是○　否○

6.头发容易发黄、干枯、分叉，没有光泽，易脱落。　是○　否○

7.口唇的颜色较红，或者唇色偏黯，或者呈暗紫色。　是○　否○

测试结果：以上问题肯定回答不超过3个，说明你基本属于平和体质，希望能继续保持；若"是"超过半数以上，说明体质已经发生偏颇，要给予高度重视了。

什么是平和体质

平和体质就相当于一架天平，健康的指针基本在正中的"0"刻度处，这是最理想的一种状态。但无论健康的指针定格在"0"刻度的左边或右边，都说明体质发生了偏颇，已经脱离了平和体质，需要加强调养了。

平和体质的特点

平和体质的典型特征是：精神状态较佳、情绪稳定、很少生病，即便出现一些微小的病痛，也会很快康复。但这种类型的体质，也并非一点儿缺陷也没有，若保养不当很容易出现体质偏颇。

生活中，我经常会遇到一些患者朋友，他们要求我开一些调理药方，细问之下，他们也说不准身体哪里疼痛，但却都异口同声地表示浑身不适，经过检查各项指标基本合格，但为什么会出现全身不适的感觉呢？其实，这是典型的亚健康状态，但又没有达到疾病的程度，凡是出现这种情况的人，相对于平和体质来说就十分危险了，如果不及时调理，势必会造成体质偏颇。举个形象的例子来说：遇到这种情况时，平和体质就相当于一艘豪华巨轮，遇到风浪时虽然左右摇摆不定，但不至于出现翻船的可能，只是让乘客感到不舒服而已。

平和体质是怎样形成的

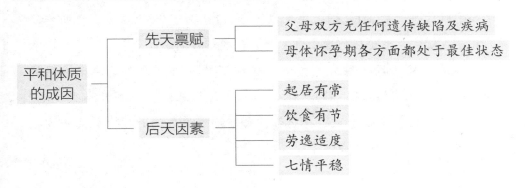

平和体质的成因
- 先天禀赋
  - 父母双方无任何遗传缺陷及疾病
  - 母体怀孕期各方面都处于最佳状态
- 后天因素
  - 起居有常
  - 饮食有节
  - 劳逸适度
  - 七情平稳

先天禀赋加后天有效调养才能形成并保持平和体质。先天因素主要包括：父母双方均无遗传缺陷及遗传病症，母体怀孕期间各方面均处于最佳状态。如果具备以上的先天禀赋，再配合良好的后天环境，如起居有序、饮食有常、劳逸结合、七情稳定等，双方协调作用，便能为平和体质的形成奠定良好的基础。

平和体质生活调养原则

戒烟限酒

《黄帝内经·素问·至真要大论》中记载："以酒为浆，不知持满，逆于生乐，故半百而衰也。"意思是说，经常饮酒不加节制的人，与养生之道背道而驰，因此人到半百就会自然衰老。这其中也阐明了酒对人体健康的危害。所以说，无论你的身体素质有多好，即便拥有一副完美体质，但不知道爱惜，不注意合理地保养也是会出问题的。我给大家举个简单的例子，人体就像一辆刚刚出厂经过检验完全合格的轿车，各方面性能都很

调养体质一点通　　　　　戒烟小秘方

有些人发了狠心一定要戒烟，可是屡戒屡败。于是向我请教戒烟的小秘方，在此我给大家推荐几种。

第一次戒烟可能会比较困难，可以逐渐减量，最后达到完全不吸。比如平时你每天要抽1包烟，决定戒烟后，1包烟可分3天抽完，这叫作逐渐减量戒烟法，无论任何理由都不要打乱戒烟计划。

再给大家推荐一种戒烟方法——意识转移法，这也是临床常用的戒烟手段。取槟榔1颗，钻1个眼，滴入少许烟袋油，放到开水里浸泡2小时，取出放入小瓶子里随身携带，每当烟瘾发作的时候，就闻一闻槟榔，3~4次后一般就能戒烟了。

好，可是没有正确的养护，反倒给它加了各种劣质的"油"，久而久之，零件严重受损，车也就要报废了。所以即使是平和体质者，也要注重保养，避免沾染不良生活习惯。

现在，虽然"吸烟有害健康，喝酒危害重大"的公益广告比比皆是，香烟的包装盒上也标注"吸烟有害健康"的字样，但大多数人对此充耳不闻、视而不见。

中医认为，烟草为辛热秽浊之物，易生热助湿，过量或频繁吸烟，会出现咳嗽、咯痰等症状；酒性热而质湿，中医典籍《本草衍义补遗》中记载，酒"湿中发热近于相火"，堪称湿热之最。换个角度来讲，饮酒无度，必然助辛热、生痰湿，酿成湿热。

看到这里，不知道读者朋友们是否有所领悟，尽管你具备令人羡慕的完美体质，也必须懂得保养，合理地安排生活作息，改掉不良的饮食习惯，远离害人害己的烟酒。

了解食物的四气五味，合理安排饮食

无论是养生还是治病就医，如果不对症治疗，再名贵的补药也可能成为毒药；如果做到对症治疗，即使是有毒的药只要用法得当也可能成为救命的宝贝。

俗话常说"白菜豆腐保平安"，一碟白菜豆腐，看似普通，却具有平稳血压、血脂的神奇食疗功效，理论依据便在于对症了。所以，这里要提醒平和体质的朋友，在饮食上务必要做到吃对食物、选对菜。其实，不仅平和体质者需要如此为之，其他类型的体质者也应如此。那么，怎样做才能吃对食物、选对菜呢？这要建立在全面了解食物的四气五味的基础之上。

食物的四气

食物的四气通常是指食物的寒、热、温、凉四种特性，寒凉和温热是两种对立的关系，而寒与凉、热与温之间只是程度不同。除了这四气之外，平性食物也应该算是四气中的一分子，取平和之意。从中医角度来讲，寒凉类食物具有清热解毒、泻火、凉血、滋阴的作用，而温热类食物则具有温中散寒、助阳的功效。

菜类

平性食物

山药、白萝卜、胡萝卜、圆白菜、茼蒿、大头菜、豇豆、土豆、芋头、海蜇、黑木耳、香菇、平菇、猴头菇、西葫芦。

温热性食物

葱、大蒜、韭菜、香菜、雪里蕻、洋葱、香椿头、南瓜、辣椒。

寒凉性食物

西红柿、旱芹、水芹菜、茄子、油菜、苤蓝、茭白、苋菜、马兰头、菊花菜、菠菜、黄花菜、莴笋、菜花、枸杞菜、芦蒿、豆腐皮、豆腐干、面筋、藕、冬瓜、地瓜、丝瓜、黄瓜、裙带菜、蘑菇、金针菇、慈姑、马齿苋、空心菜、木耳菜、莼菜、蕺菜、竹笋、海带、紫菜、海藻、草菇、苦瓜、荸荠。

果类

平性食物

李子、沙果、菠萝、葡萄、橄榄、葵花子、南瓜子、芡实、莲子、椰子、花生、白果、榛子、山楂、板栗、无花果。

温热性食物

桃、杏、大枣、荔枝、桂圆、佛手柑、柠檬、金橘、杨梅、石榴、木瓜、槟榔、核桃、樱桃。

寒凉性食物

苹果、梨、芦柑、橙子、草莓、枇杷、罗汉果、柿子、柿饼、柚子、香蕉、桑葚、洋桃、猕猴桃、甘蔗、西瓜、甜瓜。

谷类

平性食物

大米、玉米、青稞、黑米、米糠、红薯、芝麻、黄豆、黑大豆、白豆、豌豆、蚕豆、扁豆、赤小豆、燕麦。

温热性食物

小米、小麦、大麦、薏苡仁、荞麦、绿豆。

寒凉性食物

糯米、西米、高粱。

肉类

平性食物

猪肉、猪心、猪腰、猪肝、鸡蛋、鹅肉、驴肉、牛奶、酸奶、干贝、鳗鱼、鲫鱼、青鱼、黄鱼、鲈鱼、银鱼、鲤鱼、鲳鱼、鲑鱼、鲍鱼。

温热性食物

牛肉、牛肚、牛髓、狗肉、羊肉、羊肚、羊骨、羊髓、鸡肉、乌鸡、蛤蚧、蚕蛹、羊奶、虾、蚶子、泥鳅、鲢鱼、带鱼、鲶鱼、刀鱼、鲦鱼、鳟鱼、鳝鱼、大头鱼。

寒凉性食物

水牛肉、鸭肉、兔肉、鸭蛋、马肉、河蟹、海蟹、蛤蜊、牡蛎、蜗牛、田螺、蚌肉、蚬肉、乌鱼、章鱼、海参。

食物的五味

《灵枢经·五癃津液别》中记载："水谷入于口，其味有五，各注其海。"意思是说，水谷进入口中，味道有五种，各有各的作用，各入对应的脏腑。这就是食物具备五味的理论依据。平时，我们所讲的五味，通常指酸、甜、苦、辣、咸，是通过口尝而获得的不同感知。举个例子来说，杏味酸，饴糖味甜，苦瓜味苦，辣椒味辣，食盐味咸。这五种味道的功效各异，酸味具有收敛固涩的作用；甜味具有补益、缓急止痛的作用；苦味具有清热降火的作用；辣味具有发散、行郁的作用；咸味具有软坚散结、泻下的作用。掌握了食物的五味，

也就可以了解食物对人体的不同作用，对维持平和体质具有非常重要的意义。

吃当令、当地食物

现如今，农业技术不断发展，人们随时可以吃到各个季节、各个地域的蔬菜水果，只要舍得花钱，就没有买不到的食物。其实，这并不是保养体质的最佳方法，更是与益寿延年背道而驰。这是因为，其一，反季节蔬果不是顺应天时而生，不利于人体的消化吸收。其二，反季节食物大多是人工培育出来的，因为违反了时令，生长周期会与当令食物有差异，营养成分也会有差异，吃这样的食物会加重肝脏的解毒负担，久而久之也容易诱发体质偏颇。

从中医角度来讲，人是大自然的一分子，大自然的一切变化，如四时气候更替、昼夜晨昏、日月星辰运行、地理环境等，都会对人体产生影响。而各色食物也会随着大自然的变化完成生根发芽、开花结果、瓜熟蒂落这一过程。所以，在此提醒读者朋友，切莫违背自然规律，饮食以多吃些当令食物为佳，适应四季寒热温凉的气候变化，

才能使体质不发生偏颇，达到延年益寿的目的。倘若平日的饮食吃厌了，偶尔尝鲜买些反季节食物，也是可以的，但要注意不可经常如此。

合理搭配一日三餐

"胃者，五脏六腑之海也，水谷皆入于胃，五脏六腑皆禀气于胃。"意思是说，胃在人体中具有相当重要的地位，负责消化水谷精微，五脏六腑的正常运转都依靠胃的支持。由此可见，胃功能的正常与否对人体有着巨大的影响。所以，即使你是平和体质，饮食也不能马虎大意，要做好养护工作，一定不要伤着胃。

现代人工作生活节奏快，很多人早上怕上班迟到不吃早餐，中午嫌工作餐难吃敷衍了事，晚上才能吃顿舒心饭，于是大吃特吃，这已成了现代人的饮食规律。长此以往，不仅会引起胃部疾病，也给脾、肝、胆、肠等埋下了"定时炸弹"。所以，建议大家要合理搭配一日三餐，必须做到：早上吃好、中午吃饱、晚上吃少的三原则。

那么怎样做才算是早上吃好呢？最理想的状态是：早餐宜吃温热、营养丰富的食物，以达到养胃和补充体力的目的，不要担心早餐吃得过多会令身体发胖。人体的各项功能在早晨时最为旺盛，消耗的能量也相对较多，早餐的热量应占全天的25%~30%，可选择馒头、面包、麦片、面条、包子、牛奶、鸡蛋、豆制品、粥、鸡肉、牛肉、适量新鲜水果和蔬菜等，还可以根据上午的工作量自行调整。

到了中午，午餐吃饱的原则需牢记心中。午餐在一日三餐中起着承上启下的作用。忙碌了一上午，机体从早餐中摄取的能量已经消耗殆尽，而下午又要耗费大量的体力和精力来学习、工作，午餐就相当于人体所需能量的补给站。所以此时一定要吃饱。午餐的分量应占全天所需总能量的30%~40%。主食可选择米饭、馒头、面条、麦片、饼等，再搭配一些肉类、豆类、水产类、蔬菜、水果即可。

到了晚上，紧绷了一天的神经终于放松下来了，但晚餐吃少的原则可不能放松，且最好不吃肥甘厚味类食物，宜以清淡、易消化的食物为主。倘若晚餐食用过多，且大多为肉类食物，会令蛋白质和脂肪的摄入量增加，给胃肠增加负担。

再加上，夜晚的活动量小，很容易营养过剩，导致肥胖。同时，脂肪等物质沉积在血管壁上，会影响循环系统功能，诱发心血管疾病。

平时的一日三餐是人生存和维系健康的基本保障，三餐无序，健康必然受损。所以，在这里提醒平和体质的朋友们，切莫忽视三餐的搭配问题，掌握好个人的饮食规律，对维持平和体质具有相当大的裨益。

饮水宜足，不宜过

俗语说得好，"人是水做的"，此话一点不假。医学研究证实，人体中水分占人体总重量的70%，血液中水分的比例高达90%。人所喝进去的水有80%会直接进入血液中。由此可知，水在人体中的地位之高。那么水在人体中究竟扮演着什么角色呢？

简单来说，水就是人体中的润滑剂。打个比方来说，平和体质者的身体就像一台性能良好的机器，若长时间使用且不保养，齿轮之间会相互磨损，久而久之就会出故障。人体也如此，若长时间缺乏水的滋养，身体会自发调节贮存在体内的水分予以补充，这会使体内水

液代谢失常，易促生痰湿体质。另外，若血液中的水分不足，血液的黏稠度会升高，易促生血瘀体质和阴虚体质。

机体并没有自动生成水液的功能，机体每天都会损失一部分水分，如皮肤蒸发、肺的呼吸、大小便都会排出人体利用后的废液。在高温环境中工作的人，机体消耗的水分更多。人体在大量出汗之后也会失去较多的水分，因此每个人都需要及时地补充水分。人体内的水分若只出不进该是一件多么可怕的事啊！所以，为机体补充足够的水分势在必行。

对于平和体质的人来说，每天至少需补充2000毫升的水分，才能满足身体正常的代谢需求。虽然我们在日常的一日三餐中能补充一部分水分，但这与机体每天所需量相差甚远。

据一项调查研究表明，健康的人每天能从三餐中获取800~1500毫升的水分，而平和体质者每天需要2000毫升的水量，也就是说我们除一日三餐所摄取的水量以外，还要补充500~1200毫升的水才能满足身体所需。如果一天内吃的粥、汤或蔬菜、水果较多的话，从饮食

中获取的水分会适当多一些。

说到这，你是不是已经开始重视喝水的问题了呢？即便如此也不可不分时间、一次性喝够一天的水，这对身体有害无益。其实，不要小看喝水，这也是一门很深的学问，要根据身体状况，平衡分配每次的饮水量。那么，就如何正确喝水，以下内容可供读者们参考：

按照一天的时间顺序补充水分

清晨起床之后，空腹喝200毫升的温开水，能清洁肠胃、帮助肝肾排毒。半小时之后再用早餐。在早餐和午餐之间的这段时间里，至少饮1杯白开水。

午餐后1小时之内，可适当喝些水，这对加强身体的消化功能有益，同时也能帮助我们保持身材，不会发胖。

下午三四点的时候，可喝些绿茶或花茶。一方面可起到提神的作用，另一方面也达到了补水效果。

晚上睡觉前半小时至1小时内，可喝1杯热牛奶，有益于安眠。

此外，在一天中除清晨以外的任何时间段，都可喝一些鲜榨的果汁，这也是补水的好办法。

调养体质一点通　　　饮水的注意事项

过烫的水不能喝

许多人有喝烫水的习惯，特别是在寒冷的冬季，更喜欢喝烫嘴的汤汤水水。这是一个很不好的习惯，很容易损伤口腔和食道黏膜，引起细菌感染或导致胃功能紊乱。

切忌一次喝过多的水

饮水要有一定的规律，不可一下喝进许多水。因为一次饮入大量的水，会使血容量迅速增高，给心脏带来沉重负担；同时肾脏在短时间若来不及将多余的水分排出体外，就会出现恶心、呕吐、惊厥、抽搐甚至昏迷的现象。

避免喝老化水

所谓的老化水，就是指"死水"，也就是长时间贮存不动的水。

这种水中的有毒物质会随着贮存时间的延长而增多，会降低细胞的新陈代谢。特别是青少年朋友，更不宜饮用此类水，以免影响身体发育。另外，老年人也不宜饮用这类水，否则会加快衰老的速度。据一项调查研究显示，许多食道癌、胃癌患者都与长期饮用老化水有关。

避免喝久沸的水

这种水又称为"千滚水"，就是在炉上沸腾了很长时间的水，还有在电热水器中反复煮沸的水。这类水中含有大量的不挥发性物质，如钙、镁等重金属，亚硝酸盐含量也很高。长期饮用会影响人的胃肠功能，可出现暂时腹泻、腹胀。其中的亚硝酸盐有毒，还会造成机体缺氧，严重者还可能出现昏迷惊厥，甚至死亡。

蒸锅水

蒸锅水就是蒸馒头或蒸制菜肴后锅里剩下的水，这类水中亚硝酸盐浓度很高，久饮会引起亚硝酸盐中毒。另外，此类水中经常会含有大量的水垢，该物质随水进入人体后，还会引起消化、神经、泌尿和造血系统病变，甚至可引起早衰。

没烧开的水

人们日常饮用的水大多是经氯化消毒处理过的。这类水中可分离出13种有害物质，其中卤化烃、氯仿还具有致癌、致畸作用。当水温达到90℃时，卤代烃含量由原来的每千克53微克上升到177微克，超过国家饮用水卫生标准规定的2倍。但当水温达到100℃时这两种有害物质会随着水蒸气蒸发而大大减少，特别是水沸腾3分钟后，这类有毒物质的含量最低。所以专家指出，未煮沸的水不宜饮用，否则容易诱发膀胱癌、直肠癌。

重新煮开的水

有人为了节省水，经常把热水瓶中剩余的温开水重新烧开饮用。这看似节俭的做法，却是饮水的大忌。这类水烧了又烧，水分反复蒸发，亚硝酸盐含量骤增，久喝会令亚硝酸盐在体内堆积，引起中毒。

大家还要注意，在运动之后或干完重活后，体内会丢失大量的水分，出现口干舌燥的症状。此时应根据身体所需及时补水。

根据季节变化选择水的种类

随着气候的变化，机体对水分种类的需求量也会出现一定的差异。举个例子来说，炎热的夏天，机体内的水分和盐会随着汗液、尿液大量地排出体外，此时若不注意补充，很容易出现水肿、腹胀、积食、便秘、腹泻等问题。因此，平和体质者可在夏日喝一些淡盐水，按照500毫升温开水加1克盐的比例调配，分2~4次饮用。需注意的是，每人每天的饮食中，盐的总摄取量不能超过6克。

荤素搭配，营养全面

《黄帝内经·素问·脏气法时论》中提倡"五菜为充，五畜为助"的饮食原则，几千年来我国人民从中受益匪浅，也就是说人类的饮食应本着荤素搭配的原则，这样才能全面摄取营养成分，倘若偏素食或偏荤食，或荤素搭配不恰当，很可能导致营养不良，令体质发生偏颇，严重者可能会诱发疾病。临床医学研究证实，长期素食者，易出现营养不良，导致气虚体质；长期荤食者，易引起肥胖，导致痰湿体质。所以，平和体质者吃荤适量，并且荤素搭配合理，才能确保有充沛的体力，避免体质出现任何偏颇。

那么，究竟怎样做才能保证荤素搭配有方，达到养生保健的目的呢？以下几点拙见希望能对给读者朋友们有些启示。

根据不同季节和身体状况搭配荤素

平时我们常吃的荤食大致分为禽类、畜类、鱼类、虾类、蛋类，这些食物有温热寒凉之分（具体分法前文已经提及过，读者朋友们可自行查找），平和体质者应根据不同的季节和身体状况来选择相应的荤食。例如，冬季气候寒冷，可吃一些温热性食物，如羊肉、牛肉，对补益身体效果较佳；炎热的夏季，不妨选一些瘦肉、鱼、虾，均可达到顺时补养身体的目的；至于禽肉、蛋类一年四季均可食用。至于我提到的根据个人的身体状况选择荤食，意思是说，当身体能量消耗比较大时，可选用滋补效果强些的荤食进补，如牛肉、羊肉、虾等；大病初愈不宜猛烈进补，需选用比较温和的肉食进补，如禽蛋类等。

合理搭配才能发挥食物的最佳补养功效

一般来说，冬季吃羊肉最佳，既能抵御风寒，又能补养身体。但要讲究一定的烹饪方法，注意食物间的搭配。羊肉味甘，性温而不燥，食用时可搭配些红枣、枸杞、生姜、山药、香菜、葱、蒜等，滋补功效更强，可称得上是冬季滋补佳品。

烈日炎炎的夏季，可吃些瘦肉、鱼虾之类的荤食，如三文鱼、黄花鱼、草鱼、鲶鱼等都是最佳选择。这些鱼类主要以炖汤和清蒸的滋补功效最佳。不过，读者朋友们请注意，食用草鱼、鲶鱼时，可配加一些寒凉性的食材，如豆腐、竹笋、冬菇、冬瓜等，一方面可刺激食欲，另一方面可提高营养价值。烹制寒凉性鱼类时，最好加一些温热性食材，如葱、姜、蒜、辣椒等，以防寒凉太过。

多吃五色蔬果，调畅情志

七情就是喜、怒、忧、思、悲、恐、惊七种情志变化。它与脏腑气血关系密切，对维护平和体质也具有决定性作用。

中医典籍《黄帝内经·素问·举痛论》中记载"怒则气上，喜则气缓，悲则气消，恐则气下，惊则气乱，思则气结。"又有"怒伤肝，喜伤心，思伤脾，忧伤肺，恐伤肾"之说，这两种说法均说明七情过度偏激对人体的气血、脏腑有一定的影响。如果平和体质者经常受到不良情绪的影响，就会使脏腑气机逆乱，阴阳气血失调，从而导致体质偏颇。

对此，平和体质的朋友们务必调整好情绪，以免因此受伤害。那么，怎样才能做到这一点呢？这里给大家介绍一种简单的保养法——多吃五色蔬果。

众所周知，中医常讲五色入五脏，五色食物与人的五脏有某些对应关系，绿色入肝、红色入心、黄色入脾、白色入肺、黑色入肾。根据这个理论，我们可以通过选择不同颜色的食物来改善气血状态，改善各个脏腑功能，维护平和体质。

颜色类别	对应脏腑	功效	常见食物
绿色	肝脏	保护肝脏，能平复激动或紧张的情绪，使人充满生机与活力	菠菜、黄瓜、青椒、生菜、猕猴桃、荷兰豆、西芹等
红色	心脏	保护心脏，使人精神抖擞、心情喜悦，改善焦虑、紧张、烦躁不安的情绪，刺激人的视觉神经，是防止心情抑郁的首选	樱桃、大枣、苹果、南瓜、西红柿等
黄色	脾脏	保护脾脏，调节胃肠功能，有助于增强记忆力	柿子、香蕉、金橘、木瓜、杏、橙子、胡萝卜、芒果、黄豆等
白色	肺脏	保护肺脏，使人能够消除恼怒和烦躁，保持乐观心态，激发创造力	梨、香蕉、白萝卜、藕、百合、茭白、竹笋、莲子、杏仁等
黑色	肾脏	保护肾脏，有安神静心的功效。睡眠质量差的平和体质者，可适当多食用些	蓝莓、甘蓝、茄子、紫菜、海带、乌梅、黑枣、栗子、黑葡萄、黑豆、黑芝麻、黑木耳等

日常生活中，受到七情所扰是在所难免的。不要为此恐慌，不妨尝试着用我上面提供的方法改善不良情绪，既可以满足口福，又能滋补脏腑，维护平和体质，这岂不是一举两得吗？

科学进补，不扰不伤

平和体质者是指机体阴阳平和、脏腑气血功能正常、先天禀赋良好、后天调养得当的人群。这类人虽然不一定有着强壮的体型，但身体状况都很好，不需要过多进补。有些读者朋友可能会说："我家有很多名贵的补药，有人参、冬虫夏草……不吃岂不浪费了？"这种认识是片面的，是药三分毒的道理大家应该都知道，进补也需要讲究方式方法，特别是平和体质者，更不宜选用药物补养身体，因为平和之人阴阳平衡，不需要药物纠正阴阳之偏正盛衰，如果滥用药物补益反而容易破坏阴阳平衡。通过饮食调养身体状态已经足矣，不过平和体质者在选择食物时，要"谨和五味"，保证饮食应清淡，不宜有偏嗜。因为五味偏嗜，会破坏身体的平衡状态。如过酸伤肉，过咸伤脉，过甜伤骨，过辛伤筋，过苦伤皮毛。

顺时养生，平安常伴

许多平和体质者可能都存在着同样的疑问："生活中该注意些什么？"下面这段话则是给大家最好的答案：

中医典籍《黄帝内经》中提到："阴阳四时者，万物之终始也，死生之本也。逆之则灾害生，从之则苛疾不起……从阴阳则生，逆之则死。"意思是说，养生应顺应四时的变化，合理保健才能保持机体内环境稳定，反之则会受到疾病的侵害。那么，怎样做到顺时养生呢？下面几点建议能为大家提供些参考。

春季养肝

《黄帝内经·素问·四气调神大论》中讲："春三月，此谓发陈，天地俱生，万物以荣。夜卧早起，广步于庭，披发缓行，以使志生。生而勿杀，予而勿夺，赏而勿罚，此春气之应，养生之道也。"春季为生发之际，大自然的万事万物开始生长发育，人为大自然中的一分子，同样处于生发状态中，生理机能开始活跃，新陈代谢逐渐旺盛，特别值得一提的是肝脏，与春季的草木一样处于生发状态，因此春季是养肝的最佳季节。养肝的最佳方法是：

第一，夜卧早起。每天23时至次日凌晨3时是肝胆功能状态最佳的时间，各个脏腑的血液都经过肝，肝胆的解毒功能在此时发挥到了极致。此时最重要的养生法则在于保持深度睡眠。所谓"静卧血归肝"就是这个道理。

第二，广步于庭。到了日出时分，应早早起床，广步于庭，让元气慢慢地生发，有益于身心健康。

第三，披发缓行。早晨起来，披散发束不必过分苛求外表的规整，尽量放松心情，对健康非常有益。

夏季养心

炎炎夏日，平和体质者应将养生的重点放在清热养心上。中医讲："心为一身之主，脏腑百骸皆听令于心。"这一句道出了心的重要地位。那么，平和体质者在炎热的夏季该如何养心呢？魏晋名士嵇康说："夏季炎热，更宜调息静心，常如冰雪在心。"这句话的意思是说，炎热的夏季，调息静心是最好的养生方法，正所谓心静自然凉。除此之外，还建议大家不要在气温过高的时间段外出劳作，即使要进行劳动或运动，也应做好防暑措施，如戴遮阳帽、打遮阳伞等。另外，还要防范寒湿侵袭，夏季气温较高，人体腠理开泄，易受风寒湿邪侵袭，故睡觉时不宜吹风扇。纳凉睡觉时，特别要注意盖好腹部。在有空调的房间，注意不要让室内外温度相差太大。

长夏养脾

夏秋之交的长夏时节应以健脾为主。此时节，雨水较多，湿气偏盛，易伤阳气。脾脏生理特性喜燥而恶湿，一旦受湿邪侵袭，运化功能就会受到影响，易出现精神困倦、食物积滞、胸闷腹胀等现象。

秋季养肺

中医认为：肺主气，司呼吸，开窍于鼻。秋季肺脏最容易受到燥邪与寒邪侵害。各种呼吸系统的慢性疾病多发于秋季，所以平和体质者在秋季应以养肺为主。下面几点养生建议可供大家参考。

第一，固护肌表

肺主一身皮毛，风寒之邪最易

调养体质一点通　　　　健脾养心药膳：莲子羹

材料： 新鲜莲子250克（去心），猪肉150克，干贝2粒，香菇4个，鸡蛋2个（去蛋黄），料酒、淀粉、盐、生抽、胡椒粉各少许。

做法： 将莲子、猪肉、香菇分别清洗干净，切小粒；干贝泡软后蒸透，切成丝；起油锅，加入清水，倒入料酒，放入香菇粒、干贝丝同煮，再将猪肉用生抽、盐拌匀，与莲子同放入汤中煮沸片刻，用调好的淀粉勾芡，加入蛋清、胡椒粉调味即成。

犯肺，所以应注意天气变化，及时增减衣服，加强户外运动，增强机体抵抗力，这是肺脏养生的首要目的。

第二，滋阴润肺

肺喜润而恶燥，燥邪易伤肺。秋天气候比较干燥，空气湿度小，人们常感皮肤干燥、口干鼻燥、咽喉痛痒、大便秘结等不适。因此，入秋后应注意室内需保持一定的湿度，生活在北方的朋友可利用加湿器；此外还应避免剧烈运动、大量出汗等。秋季饮食应多吃些具有滋阴润燥功效的食物，如百合、银耳、萝卜、梨等，应少吃辛辣助火的食品。

第三，调整情绪

我在上文已经说过，七情会影响脏腑，到了深秋时节，花草树木凋零，一派败落的景象，许多人会对此伤怀，特别是感情比较细腻的平和体质者，更容易被这凋零的景象影响心情。因此，秋天应特别注意保持内心平静，以保养肺气。

冬季养肾

冬季与肾相应，应以补肾为主。冬季天气寒冷，易伤阳气，平和体质者宜选择正确的保养方法以助人体的阳气，同时提高御寒力。

对此，我提出以下几点建议：

第一，早卧晚起

进入冬季以后，白天变短，夜晚变长，此时最适宜"早卧晚起，以待日光"，早睡可以养人体的阳气，待太阳出来后再起床是最佳时机，这时人体阳气迅速上升，此时起床，则头脑清醒，机智灵敏。对于上班族来说，这种起居模式似乎有些困难，但也要尽可能做到早睡，避免熬夜。

第二，开窗通风

冬季气候比较寒冷，许多人不愿意开窗通风，这种做法是错误的。虽然室温过低易伤人体阳气，但室温过高、室内外温差较大，一旦外出活动很容易受寒感冒，且室内空气新鲜对健康助益颇深。所以室温保持在18～22℃为宜。

第三，科学运动

中医认为，肾主骨。所以常叩齿有益肾、固肾之功。肾在液为唾，所以，可经常做舌抵上腭的动作，待唾液满口后，慢慢咽下，能够滋养肾精。肾之经脉起于足部，涌泉为肾经上的起始穴，冬夜睡前用热水泡脚，并按揉涌泉有补肾的作用。

打打太极拳，体质不偏颇

笔者本人也是太极拳爱好者，如果问及为什么会有此爱好，还要感谢我的邻居张伯。他是我们社区太极拳练习队队长，只要有时间他便找我聊天，谈话内容离不开养生保健的方方面面。经常听他夸赞太极拳的好处，我便决定加入他们的队伍。坚持了半年左右，虽然对太极拳的领悟不是很深，但给我印象最深的是，其动作和缓、动静结合，非常适合平和体质者练习。我之所以这样说，是因为平和体质者养生要采取中庸之道，运动养生也要选择一些和缓型运动。所以，太极拳便成了平和体质者的最佳选择。

太极拳养生的概念并非现代才开始流行，早在远古时代，老祖宗便创造了各种运动健身的方法。《黄帝内经·素问·异法方宜论》中提出，即"其病多痿厥寒热，其治宜导引"。这里的"导引"即是古代的一种健身方法，由意念引导动作，配合呼吸，由上而下或由下而上地运气。这与气功或太极拳的运动理念完全相符。那么，常练太极拳对人体有怎样的益处呢？

太极拳可令人身心兼修

太极拳是一种注重意气运动、身心兼修的拳术运动。在练习过程中，要求练习者心平气和、注意力集中，并且讲究"用意"，这些都对大脑功能有良好的训练作用。此外，从动作上也能体现出这一理论。练习太极拳时，动作需要"完整柔和、一气呵成"，从眼神到上肢、躯干、下肢，从上到下一一兼顾，前后连贯，绵绵不断。同时由于某些动作比较复杂，这就要求练习者具备良好的协调和平衡能力，此时也需要大脑积极地参与进来才能完成，这也间接地对中枢神经系统起到了训练的作用，从而达到提高中枢神经系统敏感度、活跃其他系统与器官机能活动的目的，进一步加强大脑的调节作用。

太极拳可提高人体的免疫力

生活在科技高速飞跃的时代，致病因素无处不在，无时不有，提高机体免疫力已经成了维护人体健康不可忽视的问题。从医学角度来讲，提高机体免疫力是西医理论的提法，站在中医理论角度来讲，是指人体阴阳自和的能力。也就是说人能依靠自身正气，使阴阳相对平衡而不得病，或得病后能够及时地使阴阳气血恢复相对平衡的状态。而练习太极拳的妙处就在于通过不断练习，可达到养气、通经、平衡阴阳、协调五脏、增强体质的目的，这也是提高自身机体阴阳自和能力的基础条件。

但是要想练好太极拳也并非一件易事，不单单要熟悉太极拳的招式，还有诸多的注意事项，以下几点建议可供大家参考：

第一，练习太极拳，时间的选择很重要，最好在早晨太阳刚刚升起的时候练习效果比较好。

第二，初学者可通过书籍、电视、网络等渠道学习太极拳的各种招式，条件允许的话，可参加太极拳辅导班，如果居所附近有专业的太极拳训练队，不妨加入其中，有专业的辅导老师为你纠正动作，能较快地掌握其中的要领。

第三，练习太极拳不可过于激进，应遵守循序渐进的原则。要懂得"一口吃不成一个胖子"的道理。

第四，练习太极拳时，还应考虑到个人的身体状态，合理安排运动的时间、次数以及运动量。健康状态较好的人，每日练习的次数可多一些，但每次的练习时间不宜过长，姿势力求标准。身体虚弱者，运动量及练习次数、每次练习的时间都应该相应减少。

按摩胃经、膀胱经，维护完美体质

现代人的养生保健意识逐渐加强，"补"已成为保健的关键方法，殊不知一味地补，不仅达不到保健功效，反而会导致体内的"交通堵塞"。所以，我在此提醒平和体质者，"补"的同时不要忘了"通"，血脉畅通才能使各个脏腑功能协调，避免体质偏颇。怎样才能达到"通"呢？我给大家支个招。

按摩足阳明胃经

中医认为脾胃是气血生化之源，胃经气血充盛，则人体面色红润、肌肉结实、反应灵敏，反之则可能诱发气虚体质或血虚体质。足阳明胃经是循行在身体前侧的经脉，从双目之下，经过乳房、腹部，再一直延伸到下肢前侧，最后终止于第二脚趾（图1）。平时，可循着经脉的走向给予适当的按摩，即可达到疏通血脉、滋养脾胃、调理脏腑的目的，从而避免体质偏颇。

按摩足太阳膀胱经

足太阳膀胱经的位置与足阳明胃经的位置相对，位于身体后侧，是穴位最多的一条经络，从头部沿着颈部一直到背部、腰部、腿部后侧，最后止于足小趾外侧（图2）。五脏六腑的反应点均分布在足太阳膀胱经上，因此，经常按摩该条经络，能调理五脏六腑的功能，使脏腑间协调工作，保证人体健康，不受疾病侵害。

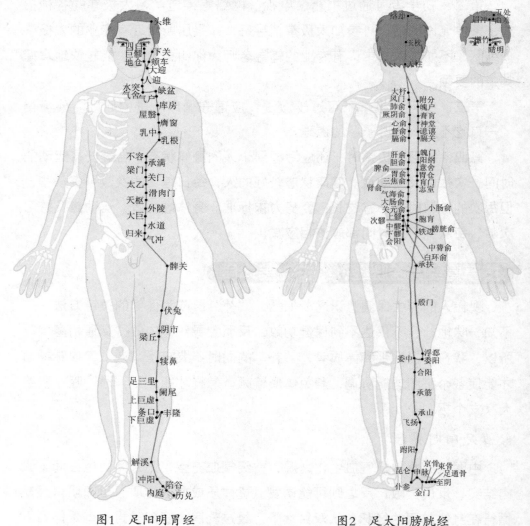

图1　足阳明胃经　　　　图2　足太阳膀胱经

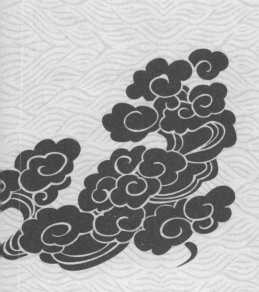

第四章

气虚体质，补气固本纠正体质偏颇

气虚体质自我检测

　　随着社会生活节奏逐渐加快，各种因素导致气虚体质的人群也在不断扩大。不过，读者朋友们不必过分担心，气虚体质并非不可逆转，只要掌握合理的保健方法，健康状态即可恢复如初。那么，怎样才能知道自己是否属于气虚体质呢？有些朋友可能会问：一定要去医院才能确定结果吗？有没有更加方便省事的方法得知自己的体质类型？我的答案当然是肯定的，下面这个小测试可以帮助你判断你的体质类型，请读者朋友们认真对待。

近1年内的身体感受	答案
1.是否看上去很疲倦的样子，即使平时睡眠时间非常充足，但连续工作两三个小时也容易感到疲乏？	是○　否○
2.是否容易出现心跳加快、心慌的感觉？	是○　否○
3.是否经常患感冒，特别是天气变化较大或季节更替的时候，感冒的发生率很高，或者容易患传染性疾病？	是○　否○
4.是否平时说话声音很低，总感觉没有力气说话，或者说话时有上气不接下气的感觉？	是○　否○
5.脸上是否容易出现色斑沉淀，颜色较浅，成块状，额头、口唇周围也易出现此种现象？	是○　否○
6.是否睡眠质量欠佳，例如，醒得早，且再睡困难，或入睡后稍有动静就能察觉，或稍有不顺心的事就彻夜失眠，或即便睡着也噩梦连连，醒来时觉得全身疲惫？	是○　否○

7.是否经常食欲不振，连续一段时间内不思茶饭，或者即便吃饭也感觉饭菜无味，吃后反胃，经常感觉有腹胀、消化不良的现象？ 是○ 否○

8.是否容易出现呼吸短促的现象，如经常要连续急促地呼吸两次才能得到缓解，或呼吸时接不上气？ 是○ 否○

9.是否容易出现头晕、头胀、头重脚轻，或站起时容易出现眩晕、眼花的现象？ 是○ 否○

10.是否厌恶喧闹，喜欢安静，懒得动，不喜欢外出运动，总想坐着或躺着？ 是○ 否○

11.是否运动量稍微加大，或简单运动后就觉得浑身疲惫，容易出虚汗？ 是○ 否○

12.是否经常发生情绪不稳定的现象，稍有不顺心的事，情绪就会受到影响，心情经常不舒畅，爱生闷气，常为一些小事苦恼，甚至有时候会觉得沮丧、悲伤？ 是○ 否○

13.是否经常出现记忆力差、遇事易忘的现象，时常刚刚办完的事情，就不记得了，或者学习、工作效率下降？ 是○ 否○

14.是否经常出现面色苍白，或者有身体倦怠、腰膝酸软的现象？ 是○ 否○

测试结果： 如果在1年之中，以上14道测试题，你有9种以上的切身感受，基本可以判定你属于气虚体质。

什么是气虚体质

中医典籍《黄帝内经·素问》中对气虚体质有记载："正气存内，邪不可干，邪之所凑，其气必虚"，也就是说，正气足的人，抵抗力较强，不容易受各种病邪的侵袭，而气虚的人则会出现各种各样的症状，这就是所谓的气虚体质。据一项调查研究表明，在中国人群中，气虚体质者占总人群的12.71%。

气虚体质的特点

气虚体质的人经常会出现气息轻浅、说话声音小、肌肉松弛、四肢乏力、疲劳懒怠、排便无力、脏器下垂、血压偏低、头晕目眩，女性还会出现月经淋漓不尽、经血色淡等。

气虚体质是怎样形成的

每每提到"气"，人们都觉得难以捉摸。确实，气是一种无形且存在的东西，中医理论将气认定为五脏六腑、四肢百骸正常发挥功能不可或缺的物质，在人体的生命活动中起着至关重要的作用。那么，气究竟是何物呢？其实，我们可以换个角度来思考，就可以感知"气"的存在了。例如，呼吸、心脏的跳动、胃肠的蠕动等，都是"气"发挥作用的结果。

"气"是由空气、谷气、元气等组成的，空气由肺吸入转化后为身体所用，谷气由食物提供，进入人体维持身体机能，元气则为肾脏所提供。而气虚体质则是因为肺、脾、肾三脏功能不协调，特别是肺、脾功能不和造成的。另外，我曾经给读者介绍过，体质是受先天禀赋和后天保养决定的，先天本弱，后天失调或病后气虚，都容易形成气虚体质。

气虚体质生活调养原则

改善气虚体质的明星药食

灵芝

性味归经

性甘，味平，归心、肺、肝、肾经。

食疗功效

《神农本草经》记载，灵芝："主胸中结，益心气，补中，久食轻身不老延年。"《本草纲目》称其能"疗虚劳"。

食疗方

灵芝茶：将灵芝剪成碎块，放在茶杯内，冲入沸水，代茶饮。此茶可以提神，消除疲劳。

山药

性味归经

味甘、性平，入肺、脾、肾经。

食疗功效

山药具有健脾补气、补血补肾、固肾益精、助五脏、强筋骨、长志安神、延年益寿的功效；对脾胃虚弱、倦怠无力、食欲不振、肺气虚燥、腰膝酸软等症有较好的改善作用。

食疗方

乌鸡山药汤：取乌鸡1只，处理干净入开水锅中氽烫后放入砂锅中加足量水，然后下入适量的香菇、红枣、八角、葱、姜，大火烧开后小火煮至鸡肉八成熟时，将山药去皮切成大小适中的块，放入砂锅中与乌鸡一同炖至熟烂，最后加盐调味即可。此方益气补血，适合气虚体质者食用。

黄芪

性味归经

性微温，味甘，归脾、肺经。

食疗功效

黄芪以补虚为主，常用于体衰日久、言语低弱、脉细无力的气虚体质者。黄芪具有补而不腻的特点，若与人参、党参等补药配伍则效果更好。

食疗方

黄芪红糖陈皮粥：取黄芪、红糖各30克，粳米100克，陈皮6克。将黄芪洗净切片，放入锅中，加清水适量煎煮10分钟左右，去渣取汁。将粳米淘洗干净，与其他材料一同放入黄芪汁中熬煮成粥即成，佐餐食。

党参

性味归经

性平，味甘、微酸，归脾、肺经。

食疗功效

党参有补中益气、和胃养血等功效，最宜于平素倦怠乏力、精神不振、自觉气短、稍一活动就喘促的气虚体质者。

食疗方

党参黄芪粥：取炙黄芪20克，党参10克，粳米100克，白糖适量。将炙黄芪、党参切片，用清水100毫升浸泡40分钟煎取汁液30毫升，备用。粳米洗净后煮成粥，粥成时加入上述汁液，再稍煮片刻即可。早、晚各食1次，服时酌加白糖调味。

人参

性味归经

味甘，气微温，归心、肺、脾经。

食疗功效

人参具有补虚劳、安养脏腑的

作用。对于气虚体质者来说，用人参滋补身体是最适宜的。但是人参有一个特性，就是特别讲究食用的方法，吃得正确对身体大有裨益，反之就成了伤害身体的"毒药"了。

食疗方

人参片：将人参切片后，取两三片含入口中细嚼咽下。也可放入杯中，用开水冲泡数次后，将参片嚼食。每天食用3~5克即可，切记不可过量。

鲈鱼

性味归经

性平、味甘，归肝、脾、肾经。

食疗功效

鲈鱼具有安和脾胃的作用，常食能达到滋养五脏、补虚损、强身健体、益血生肌的效果。

食疗方

莼菜鲈鱼汤：取鲈鱼300克，莼菜100克，黄芪20克，枸杞10克，水淀粉、葱、姜丝、料酒、盐、胡椒粉各适量。将鲈鱼处理干净后，切"十"字花刀，与黄芪、莼菜、葱、盐、姜、料酒一同上锅蒸半小时。烧热油锅，放入葱、姜丝煸炒，加入料酒。然后将蒸好的鱼和菜倒入锅内。最后放入枸杞煮10分钟，淋入水淀粉勾芡，将汤汁浇在鱼上，撒入胡椒粉即可食用。

樱桃

性味归经

性温，味甘，入脾、胃经。

食疗功效

中医典籍《滇南本草》中记载："樱桃治一切虚症，能大补元气，滋润皮肤。"因此，对于气虚体质者来说，春末夏初的时候是吃樱桃最佳的时节。

食疗方

樱桃酒：取樱桃500克，白酒1000毫升。将新鲜樱桃洗净后沥干水分，放入酒中，密封，1个月后即可开封饮用。本酒可补气行血，畅通经络，强筋补骨，补益脏腑，消除疲劳，改善睡眠。

循序渐进，冷热适宜

对于气虚体质者来说，食补不可过急，应本着循序渐进的原则。要时刻谨记："一口气吃不出平和体质。"

我曾经接诊过一个气虚体质的女患者，针对患者的病情，我建议她常吃一些具有补气的食物，例如，红枣、葡萄干、苹果、桂圆肉、红薯、山药、莲子等。结果这位患者每天都大量地食用这类食物，真可谓红枣不离口，只要有时间就拿红枣当零食吃，一日三餐也少不了红枣的参与。一个月后该患者前来复诊，不但气没补上来，反而把脾胃积滞住了。究其原因就是乱补惹的祸。平时，我们都听过这样一句话："病来如山倒，祛病如抽丝"，意思是说疾病来得快，但好得慢。对于调节气虚体质来说，同样要遵循这一原理。不可一味地猛补，必须要循序渐进地慢慢补养。

对于气虚体质者，在饮食上还要注意冷热适宜。气虚体质者对寒热性食物都非常敏感，稍微偏温类的食物还能接受，但太热便受不了了。比如吃辣椒，就会感到燥热无比，不仅没有把气补上来，反而令体内的内热大增。所以，气虚体质者不宜食用过冷或过热的食物，平性且偏温的食物最为妥当。至于各类食物的寒、凉、温、热、平的特性，我在前面已经介绍过了，读者朋友可进行查阅。

众所周知，羊肉的补气功效十分显著。究竟怎么吃才能将补气功效发挥到极致呢？我建议，气虚体质者在食用羊肉时，可稍微放些白芍、麦冬，或炖食或煲汤，都极具滋补功效。

对于气虚体质者来说，喝粥是最好的补气方式，既容易被机体吸收，又方便烹饪。白粥也好、肉粥也罢，只要根据自身情况，适当在粥里加些具有补气功效的药食即可达到预期目的。

补气药材并非越贵越好

补气一定要选择那些极其名贵的中药材吗？带着这个问题，我们来看一个案例：

老韩是我的一位好友，有一天，他提着一袋子中药材来我家做客，经他介绍我才知道，老韩在体检时医生告知他为"气虚体质"，为了补气，他特地到中药店采买补气中药材，而药店的促销员给他推荐了非常名贵中药材，如野生的高丽参，让老韩花了大价钱。其实，类似老韩的这种情况，生活中应该不在少数。以下三点建议，对气虚体质者的进补具有一定的指导意义：

补气药材并非越贵越好

补益的食物或药物应在保护脾胃、益气补虚的前提下进行，再名贵的药物如果与自己的身体特性不符合也发挥不出补益作用，反而会对身体造成伤害。因此，气虚体质者应先找中医师咨询，再确定是否适合进补，以及如何进补。

进补前先调动起脾胃功能

中医讲："人之谷气入胃，胃得谷气而化之，逐成精微之气，以上注于脾，而行之五脏六腑。"人吃进去的食物，都要经过胃的加工消化才能变成精微物质，再通过脾脏的运化作用传输给其他脏腑。中医讲"脾为人的后天之本，胃是人体的五脏之本。"只有脾胃功能相得益彰，再开始你的进补大计才能事半功倍。

具体方法：进补前三个月先选择那些有益于消化吸收、具有健脾养胃功效、补气作用较为和缓的食物，最好每天晚上都吃一些玉米粥。玉米粥做法：取糯米40克，玉米粒80克（用清水泡开），将二者放入锅中，加入适量清水熬煮成粥，粥熟后用红糖调味即可。根据此方调养一段时间后，你会发现食欲越来越好，腹胀，腹泻等不见了，出虚汗的现象也少了，同时也有了中气十足的感觉。

药补虽快但食补是根本

许多气虚体质者，一心想尽快解决问题，对药补过于依赖。药补确实比食补见效快，但"是药三分毒"的道理还请读者朋友们给予足够的重视。我的建议是，一切有益于补益的方法中莫过于食补最安全，食补也是各种补益方法的根本。所以，我提醒读者朋友们，各种各样的名贵补品或中草药不宜经常食用，而日常生活中的饮食补养才是最重要的。气虚体质者可以在饮食中加一些补气益脏的药食，就能达到较好的补益效果。

巧吃粗粮，增强体质

有些气虚体质者认为吃粗粮可以增强体质，改善体质状况。但科学研发现，气虚体质者的肌肉较为松弛，体质虚弱，若经常大量食用粗粮会给胃部增添负担，不仅无益于体质的改善，反而会雪上加霜。这究竟是什么原因呢？

众所周知，精米白面大多是经过细加工后的食物，其中的膳食纤维、维生素含量大打折扣，若长期食用会使血糖升高，诱发肥胖、糖尿病、心血管疾病。而粗粮则不同，其中含有大量的膳食纤维、维生素等营养成分，对人体大有益处。

尽管如此，是不是意味着粗粮可以完全取代精细食物呢？我的回

调养体质一点通　　吃粗粮要注意的问题

吃粗粮还有一些"讲究"：其一，吃完粗粮要及时多喝水，这是因为粗粮中的纤维素需要充足的水分，才能保障肠道的正常工作。例如，吃50克的粗粮就要多补充100毫升的水。其二，粗粮要循序渐进地吃，经常吃精细食物的人，突然间大量吃粗粮，会引起肠胃不适应。其三，过多摄入薯类粗粮可引起烧心、返酸、腹胀、打嗝等不适，尤其是有慢性胃炎、食管炎、消化性溃疡等消化道疾病和消化功能不良者，更不宜摄入太多。

答是否定的。粗粮虽好但若长期过量进食，高纤维饮食会影响人体对蛋白质、矿物质以及某些微量元素的摄入，造成骨骼、心脏、血液的正常功能受损，使人的免疫力降低，体质更虚弱，所以吃粗粮一定要适可而止。

那么如何能做到恰到好处呢？一般情况下，每天粗粮的进食量保持在30~60克即可。可单独食用，也可搭配细粮一同食用，例如，蒸米饭时加入一些粗粮，煮粥、做糕点时掺入一些粗粮，不但口感较佳，还符合膳食平衡的原则，又能满足气虚体质者的营养所需。为此，我将平日里我最喜欢的几种美味介绍给大家，空闲时可以居家自制一番。

美味什锦饼：取麦胚粉100克，花生仁、葡萄干各20克，红枣10颗，白糖20克。将红枣洗净去核，花生仁炒熟，葡萄干洗净切碎，麦胚粉加水揉均匀，然后加入处理好的所有材料和白糖，烙成饼即可。此饼可益气养血、补虚、提神健脑。

大麦栗子枣粥：取大麦50克，栗子、红枣各20克，将所有材料洗净后，放入锅内，加适量清水，煮成粥即可。此品可健脾消食、利水宽胸，气虚体质者常吃能强身健体、补益气血。

避寒保暖，劳逸结合

气虚体质的人对温度的感知能力比一般人要敏感，气温稍微低些就会感觉手脚冰凉，容易感冒。所以，建议气虚体质的人们要注意避寒保暖，千万不要贪图一时的美丽而"要风度不要温度"。我经常看到一些年轻的女孩子，在气温较低的冬季，身着短裙，虽然穿着保暖裤，但实际御寒能力大概也微乎其微，表面上看是漂亮了，殊不知这是拿健康当代价。那么，冬季该如何保暖避寒呢？我的建议如下：

避免上身穿得多，下身穿得少。中医认为：风从颈后入，寒从脚底生。对于体质较弱的人来讲，寒气很容易从脚下侵入。因此要防患于未然，需做好脚部的保暖工作。穿棉鞋、厚袜及保暖裤，此外，睡前用热水泡脚，也是驱寒保暖的有效方法。

读者朋友们，千万不要认为避寒保暖只是冬天的任务，夏天同样要做到这一点。随着科技的发展，空调已经走进千家万户，成了家庭生活中必不可少的家用电器，给人们的生活带来了诸多便利。即便是炎热的天气，都能感受到丝丝清凉，不必再为浑身汗臭味大伤脑筋。可是，高科技带来便利的同时，一些弊端也摆在了人们面前。

在炎热的夏天，人体的毛孔本来是张开的，人们每天都要在室内外进进出出。如果在室外出了一身汗后，突然进入凉爽的空调房间中，温度的骤降会让张开的汗毛孔突然关闭甚至堵塞，侵入体内的寒气更容易损伤人体的阳气。

另外，在凉爽的空调环境中，人体不易出汗，还会把原本应该外泄出来的湿浊滞留在体内。特别是办公室一族，工作期间待在空调房内，回到家后仍然待在空调房内，就连上下班的路上也要乘坐带有空调的交通工具，极度缺乏促使阳气生发的运动，久而久之，体内寒湿过重，阳气不足，痰湿与气虚体质便就此而生。反映到身体上，轻则腰酸背痛、浑身有僵硬之感，或是某些关节出了问题，重则诱发头痛、胃痛、腹痛甚至心脏病。

所以建议气虚体质者，夏季尽量少吹空调，即便要使用空调，温度也不宜过低。在身体出汗的情况下，应待汗水落下后再进入空调房。

避免过劳，以防损伤正气

现代医学研究证明，真正能达到健康标准的人群只占到30%，剩下的70%的人都或多或少存在着不同的体质偏颇，换句比较时髦的话说，就是都处于亚健康状态。但从中医角度来讲，体质偏颇与亚健康状态之间还是有一定区别的，在众多偏颇体质中，气虚体质的症状与亚健康最为相似。所以，要想恢复健康状态，就要从劳逸结合入手。

那么，怎样做才算是劳逸结合呢？即做到不过劳且不过逸，掌握劳逸的度即可。下面我就从这两方面给气虚体质者详细地介绍一下。

所谓的过劳，不单单指的是体力透支，还包括脑力透支。当人的体力及脑力长时间处于超负荷的工作状态下，且得不到休整时，"罢工"便是迟早的事。特别是对于气虚体质的人来说，本来就气血不足、体质较弱，如果再过度劳累，会使身体不堪重负，诱发多种病症。所以，我建议这类人群在进行重体力劳动后，必须及时补养身体，充分休息，让体力尽快恢复。对于那些脑力劳动者，要懂得善于用脑，注重对脑的保养，防止疲劳作业。当长时间用脑且感到精神疲惫不堪时，要立即放下手里的工作充分休息，或通过体育锻炼、听音乐、外出散步等方式来调养身心，以保证让大脑彻底放松，恢复精力。这就是我反复强调气虚体质者必须遵守的劳逸结合养生法，这对疏通气血、增强体质、提高机体免疫力都具有非常好的效果。

有人可能会说："我是气虚体质，身子骨本来就弱，您又建议我不要太过劳累，索性我就辞掉工作，在家安心调养身体吧！"还有些人甚至完全让自己处于静养状态，家务活、工作一律抛到九霄云外去了，每天除了吃，便是躺着休息。这种做法有些极端了，我所强调的避免过劳，并非要求大家不劳动，而是应该劳逸结合。有句俗话说得好："流水不腐，户枢不蠹"，意思引申过来就是说，人只有处于运动状态，才能不受疾病的侵害。过于安逸的生活，反而容易诱发肥胖、高血压等疾病。气虚体质者本来身体的免疫力就低，如果再不注意运动，更容易受到各种病邪的侵害。所以，我的建议是：讲求劳逸结合，使身体的各种机能保持平衡，从而拥有健康。

调节情绪，避免过度思虑

我曾经接诊过一个气虚体质的病人，该患者是一名女性，55岁。她刚坐到我的面前，就对我说："医生，最近我总感觉胸口憋闷，上不来气，就连和家里人说话，都觉得心有余而力不足。稍微做点事情就觉得非常疲劳，感冒也频频发作，每次感冒都要持续一段时间……"这是气虚体质的典型特征，经过一番问诊后，我给她开了一个补气血的药方，顺便送了她一个独门偏方：宽心二两，怡情三钱。

气虚体质的人应该避免过度思虑、七情郁结。不过，生活中大多数人都免不了受生活琐事困扰，特别是年纪较轻的气虚体质者，一方面要为工作中的琐事（如人事变动、职位升迁、薪水、人际关系等问题）烦恼，每一件事都决定着自己的未来前途，怎能不起烦恼心呢？对于这种情况，我建议大家要用平常心去对待，不宜过分纠结，尽自己所能做好分内工作即可，对于他人的看法不必太放于心上。另一方面，有些气虚体质者比较爱钻牛角尖，有时候为了一件与工作或生活关系不大的小事，也要研究个透彻、辩个明白。这种情况比较麻烦，主要是性格心态出了问题。我的建议是，多培养一些兴趣爱好，如唱歌、跳舞、旅游、运动等，常与朋友或同事交往，这些都有助于分散注意力，避免为一件事思虑过多。

根据节气时令调养气虚体质

有心的读者朋友可能注意到了，我在本书中曾多次提到养生应顺应气候变化，这是各种体质者都必须遵循的养生之道。今天，我就针对气虚体质者的四季养生要点做一详细的阐述，希望对你的健康有所帮助。

从理论上来讲，四季养生和饮食、精神、起居、药物、经络按摩等养生方式一样，是调养身体的重要方式之一，只是四季养生更注重时效性、季节性、地域性。在四季养生这一大概念下，季节转换、气候变化的节点似乎是所有养生专家关注的焦点，要特别留心。

初春一般指每年的3月份，此时气候多变，如果冷空气较强，可使室内温度骤然降至10℃以下，甚至会出现降雨或降雪天气，有时雨雪可持续10天左右，这就是民间所说的倒春寒。这种气候，老人、小孩、阳虚体质者、气虚体质者最难忍受。在四季比较分明的地区，倒春寒时节"春捂"就显得尤为重要了。"春捂"一方面有助于阳气生发，另一方面可抵御寒冷刺激，使机体免受寒邪刺激。在倒春寒期间，不宜再像冬季那样大吃特吃大补食物了。

"秋老虎"一般会发生立秋后8月与9月之交，可持续15～20天。之所以会出现这样的天气是因为南退后的副热带高压又再度控制江淮及附近地区，形成连日晴朗、日射强烈，重新出现暑热天气，使人们常感到烈日炎炎、燥热难耐，所以又给这样的天气起了个别名"秋老虎"。虽然秋老虎还保存了盛夏的一些余威，但是毕竟已经入秋，昼夜温差较大，白天气温较高，早、晚却格外凉爽。气虚体质者在秋老虎时节也是比较难过的，因为，经历了一个夏季，机体往往会倍感虚弱，"无病三分虚"便是形容夏季健康状况的最佳说法，气虚体质者的反应较健康人明显些。好不容易熬过了炎炎夏日，进入秋季，夏季虚弱的身体还没有得到补养，又遇到了秋老虎，令气虚体质者没有喘息的机会。在这种情况下，气虚体质者不要自乱了阵脚，要针对具体情况解决问题。白天气温较高时可常喝些酸梅汤、胡萝卜汁、西洋参茶等消暑气，早晚气温较低时，注意避寒保暖。

有些气虚体质者认为，好不容易熬过了秋老虎，进入了舒适凉爽的秋季，终于可以大补特补，以改善虚弱体质了。事实并非像大家想的那样，即便进入了秋季，滋补也不可操之过急。应本着"冬季进补，秋先垫底"的原则来调理身体状况。什么意思呢？就是告诉气虚体质者，不要一入秋，食欲稍微好一些，就大鱼大肉、保健品等无限制地进补。因为脾胃有两怕，一怕湿邪外侵，二怕肝气克犯。夏季气温较高，空气湿度较高，暑湿容易伤脾。所以，到了夏天，脾胃不好的人稍微吃些寒凉或不干净的食物便会拉肚子，这会加重气虚体质，造成虚上加虚。到了秋天，空气干燥了些，脾脏终于可以喘口气了，此时若忙着进补又会加重脾脏的负担。所以，进补不可操之过急。不妨先吃些清淡易消化的食物，如喝粥，让脾胃充分休息一段时间。

通常情况下，冬至过后就可以慢慢进补了。但是，进补并不是盲目地大鱼大肉吃着，名贵的保健品吃着，要根据跟个人的身体状况合理进补。

中医按摩，改善气虚体质

按摩是中医的看家本事，临床上许多疾病都可通过按摩达到缓解或治愈的目的。我的一位朋友经常打趣地说："没想到你们中医的手这么巧，随便一摸，就能治好病。"朋友的话让我哭笑不得。按摩并非像开玩笑那般简单，能治好病也是有科学依据的。今天，我就给气虚体质的朋友们，介绍一些有效的穴位，平时可在家自我按摩，对改善气虚体质效果非常好。

百会穴

百会穴位于头顶的正中线与两耳尖连线的交点处，是补气之要穴

（图3）。

中医里讲，头为诸阳之会、百脉之宗。因而百会穴是各经络脉气汇聚之处。百会穴性属阳，又于阳中寓阴，因此能通达阴阳脉络，连贯周身经穴，是调节机体阴阳平衡的关键穴位。临床上也将百会穴作为多种疾病的治疗要穴，如治疗头痛、高血压、低血压、目眩、失眠等症，都离不开百会穴。我曾经接诊过许多低血压患者，他们长期受病痛折磨，吃药无数但并未见起色，我给他们的建议是：按摩百会穴，每天2～3次，每次顺时针、逆时针各按60圈，坚持按摩1个月即可改善。

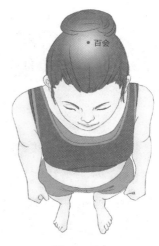

图3　百会

百会穴不仅是治病要穴，对于健康的人来说，常按此穴也可起到清神醒脑、增强记忆力的作用。

脾俞穴

脾俞穴位于人体的背部，在第十一胸椎棘突下，左右旁开两指宽处，位于足太阳膀胱经上，是人体最重要的补气穴位之一。

从字面意义上理解，脾俞自然与脾脏有关，那么，与脾脏有关的穴位怎么会跑到膀胱经上去呢？其实，这并不难理解，脾俞中的"俞"通"输"，是运送的意思，脾俞是指脾脏中的湿气运送至膀胱经的意思。脾有两怕，怕湿便是其中之一。膀胱经则相当于汽车的散热器，能将人体的湿气外散出去，如果脾脏中的湿气散不出去，脾的功能就会受到影响。脾是气血生化之源，脾脏受损，气血就会虚弱。脾俞是负责湿气外散的穴位，由此可见，说脾俞是补气的重要穴位一点也不为过。

那么，如何保证脾脏的功能正常呢？最好的办法即是经常按摩脾俞。可在每天20:00左右，用指尖强力按压脾俞穴5～10次，每次1分钟。然后将手按在腹部脾胃处，先自右向左平推30次，再自左向右平推30次。按摩时，手掌紧贴皮肤，向下的压力不要太大。

有些朋友可能会问："按摩脾俞穴要受时间限制吗？"之所以选择每天20:00左右进行按摩，是因为，此时是脾气最为虚弱的时候，此时将废弃物排出，补充新能量，既可缓解一天的劳累，也可为第二天的工作储备能量。

肺俞穴

肺俞穴位于背部，第三胸椎棘突下，旁开1.5寸处，为补气重要穴位（图4）。

中医里讲，肺主一身之气，"俞"通"输"即运输之意，由此可说肺俞穴具有调补肺气、补虚清热的作用。对于呼吸系统以及一切与气有关的疾病，均有一定的治疗作用。

许多年轻的女性，经常为了"面子"问题而大伤脑筋，为了去掉脸上的雀斑、荞麦皮，频频去美容院花钱。其实，你身上就存在着免费的美容院——肺俞穴。可一面吐气，一面用手指按压肺俞穴，每天按压5次，每次按压20下。只要坚持按摩，就能达到预期目的。不要怀疑，这是有科学依据的。中医学有"肺主皮毛"一说，肺气得到调补后，皮肤会变得滋润，毛发也会变得乌黑而光泽，久而久之即可达到祛斑美容的作用。

膻中穴

膻中穴位于人体胸部的正中线上，两乳头连线的中点，属于奇经八脉中的任脉，是补气之要穴（图5）。

当人体受到不良情绪所扰时，气下不能达于足，上不能传于头，全身气机不畅，

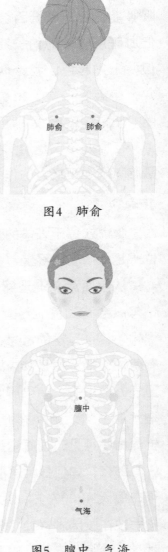

图4　肺俞

图5　膻中、气海

自然会出现胸闷气短的症状。《黄帝内经》中讲："膻中者，为气之海""臣使之官，喜乐出焉"，意思是说，膻中是容纳一身之气的大海。按摩此穴可打开"气闸"，让全身之气畅通无阻。遇到不开心的事情时，按摩膻中穴，可以缓解不良情绪，治疗因情绪不佳导致的多种问题。按摩膻中穴多用拇指或中指指腹，每次按摩10分钟，每天按摩5遍。力度以稍有痛感为宜。

气海穴

气海穴位于肚脐直下约1.5寸处，被誉为补气要穴（图5）。

从气海一词的由来看，形容本穴如同气之海洋，故而取名为气海。

从气海的位置来看，此穴位于肚脐下1.5寸处，此处是人体的正中央，是生气之源，人体的真气由此而出。对于因阳气不足、生气乏源所导致的虚寒性疾病，按摩气海均能达到治疗作用。

按摩方法是：将两手搓热，掌心紧贴于气海穴处，先顺时针按摩200次，再逆时针按摩200次。按摩过程中，动作要轻柔，画圈的范围可逐渐加大。

足三里穴

足三里穴位于犊鼻下3寸，距胫骨前缘旁开1横指处，为补气关键穴位（图6）。

中医认为，人体多气多血的经络当属胃经，而足三里即是胃经上一个重要的穴位。在人体360多个穴位当中，足三里被称为"保健要穴"及"长寿穴"，主要是因其能调理脾胃、补中益气、通经活络、扶正祛邪。对足三里穴施以恰当刺激，可促进气血生化与运行。民间一直流传着一句谚语"常按足三里，胜吃老母鸡"，由此可见，足三里穴对保健强身、延年益寿有着相当大的裨益。

在这里，我教大家一种简单的按摩方法，只要做到坚持不懈，即可防病强身、精力充沛。用大拇

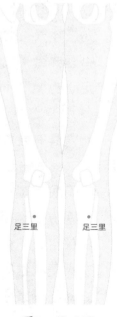

足三里　　足三里

图6　足三里

指或中指按压足三里穴，可先按左腿后按右腿，也可双腿同时进行。找准穴位后，先按住几秒后迅速松开，然后再按住穴位缓慢加大力度，再迅速松开。松手时，手不离开皮肤，如此一个循环，依次按5次。每次按压穴位，以有针刺、酸胀、发热感为宜。

太溪穴

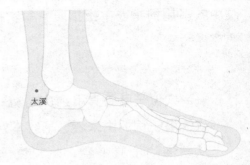

太溪穴位于足内侧，内踝后方与脚跟骨筋腱之间的凹陷处，是足少阴肾经上的主要穴位之一，被称作补气要穴（图7）。

太溪穴是肾经的原穴，也就是肾脏元气流注的地方，具有补肾

图7　太溪

气、固肾阳的作用，凡因肾虚引起的各种病症，如腰膝酸软、头晕耳鸣、脱发、性功能减退等，均可通过按摩太溪穴得以缓解。

涌泉穴

涌泉穴位于足底前部凹陷处，第2、3趾趾缝纹头与足跟连线的前1/3与后2/3的交界处，为全身腧穴中最低的一个穴位，是肾经的第一个穴位，亦是补气关键穴位之一（图8）。

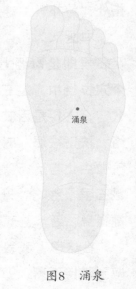

中医典籍《黄帝内经》记载："肾出于涌泉，涌泉者足心也。"意思是说，涌泉位于足心部位，是肾经之气发源之所，肾经之气通过涌泉穴涌出灌溉全身。此穴具有益精补肾、滋养五脏的作用。对活跃肾经元气、固本培元、延年益寿有很大裨益。

我国民间曾有"若想老人安，涌泉常温暖"之说，意思是说经常按摩涌泉穴，对老年人非常有益处，不仅可改善失眠多梦、神经衰弱、高血压、耳聋耳鸣、大便秘结等症状，还能增强机体免疫力，延年益寿。对于涌泉穴的按摩法有很多种，下面我为大家介绍一种既简单，又高效的方法。

图8　涌泉

拍打涌泉穴，每晚洗完脚后，坐在床上，双脚自然分开，用双手分别拍打涌泉穴，次数不限，直到脚底产生温热感为宜。此法简单易操作，可一边看电视一边进行。

常练"补气六字诀"，可以固脏气

补气六字诀是古代流传下来的一种吐纳养生法，它的最大特点就是通过呼吸引导，调动五脏六腑之气。五脏六腑之气混浊，人就会生病，如果将五脏六腑的浊气吐出，再吸纳进清新之气，人就会恢复健康。"嘘""呼""呵""吹""呬""嘻"即是吐气时必须发出的声音，读者朋友们可千万不要小看这六个声音，每个声音都对应了五脏中的一个脏器，下面听我慢慢介绍给大家听。

"嘘"字对应肝经

要想呼出肝经中的毒气，就要发出"嘘"的声音，口型为两唇微合，有横绷之力，舌尖向前并向内微缩，上下齿有微缝。具体做法为：

1.预备式，两足开立，与肩同宽，头部摆正，目视前方，含胸拔背，松腰松胯，双膝微屈，双臂自然垂直于身体两侧，全身放松，自然呼吸。

2.深深吸气，然后呼出肝经中的浊气。呼气时念"嘘"，读（xū）。足大趾轻轻点地，双臂自小腹前缓慢抬起，手背

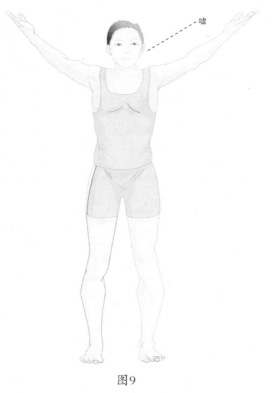

图9

相对，直到双臂与肩同高，两臂再向上、向左右分开，手心斜向上方。随呼气之势尽力瞪圆眼睛（图9）。

"呼"字与脾经对应

要呼出脾经中的毒气，就要发"呼"的音。呼，读（hū），口型为撮口如管状，舌向上微卷，用力前伸。具体做法为：

1.预备动作同上。

2.深深吸气，呼气时发出"呼"的声音，足大趾轻轻点地，双肘微曲，两手自小腹前抬起，手心朝上，十指弯曲，呈虎爪状，抬至脐部（图10）。

3.右手旋掌，手指伸直，紧贴于小腹部，左臂外旋带左手上托至头顶（图11）。

4.呼气尽吸气时，左臂内旋变为掌心向里，从面前下落，同时右臂回旋掌心向里上穿，两手在胸前交叉，左手在外，右手在里，两手内旋下按至腹前，自然垂于体侧（图12）。

以上动作结束后，换另一侧做相同动作。

"呵"字对应心经

要呼出心经中的毒气，就要发"呵"字音。呵，读

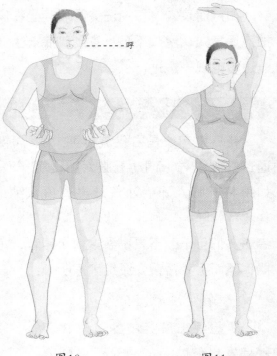

图10　　　　　　　图11

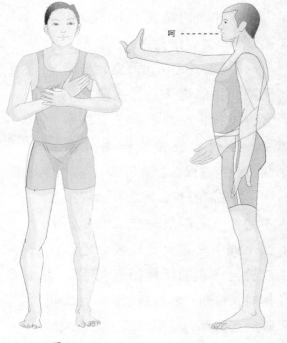

图12　　　　　　　图13

（hē），口型为半张，舌顶下齿，舌面下压。具体做法为：

1.预备动作同前。

2.深深吸气，呼气时念"呵"字，足大趾轻轻点地，两手掌心向后，双臂自然垂于身体两侧，由小腹前抬起，经体前至胸部两乳中间位置时向外翻掌，上托至眼部。

3.呼气尽吸气时，翻转手心向面部，经面前、胸腹缓缓下落，垂于体侧（图13）。

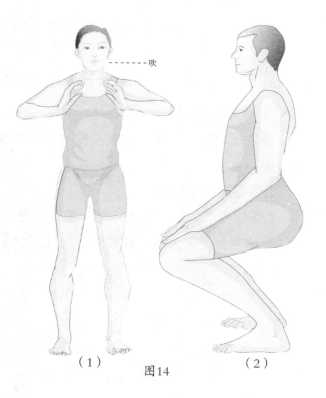

（1）

图14

（2）

"吹"字对应肾经

要呼出肾经中的毒气，就要发"吹"字音。吹，读（chuī）。口型为撮口唇出音。具体做法为：

1.预备动作同前。

2.深深吸气，呼气读"吹"字，足五趾抓地，足心空起，两臂自体侧提起，绕长强、肾俞向前画弧，并经体前抬至锁骨处，两臂撑圆如抱球状，两手指尖相对。

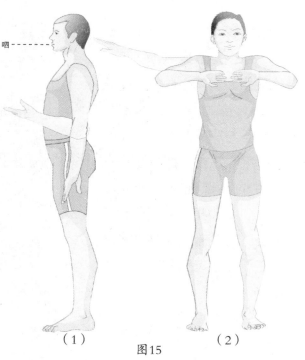

（1）

图15

（2）

3.两膝弯曲，身体下蹲，上身挺直，两臂随之下落，呼气尽时两手落于膝盖上部（P63图14）。

4.呼气尽，随吸气之势慢慢站起，两臂自然下落，垂于身体两侧。

"呬"字对应肺经

要呼出肺经中的毒气，就要发"呬"字音。呬，读（sī）。口型为开口张腭，舌尖轻抵下腭。具体做法为：

1.预备动作同前。

2.深深吸气，呼气时念"呬"字。两手从小腹前抬起，逐渐转掌心向上，至胸前，两臂外旋，翻转手心向外成立掌，指尖对喉，然后左右展臂（P63图15）。

3.呼气尽，随吸气之势，两臂自然下落垂于体侧。

"嘻"字对应三焦经

要呼出三焦经的毒气，就要发"嘻"字音。嘻，读（xī）。口型为两唇微启，舌稍后缩，舌尖向下。具体做法为：

1.预备动作同前。

2.深深吸气，呼气，念"嘻"字，足五趾点地。两手自体侧抬起，掌心向上，十指弯曲，如捧物状，从腹部经过，直至与胸平齐。

3.两臂外旋，翻转手心向外，并向头部托举，两手心转向上，指尖相对。吸气时五指分开，由头部循身体两侧缓缓落下，并以意引气至足趾端（图16）。

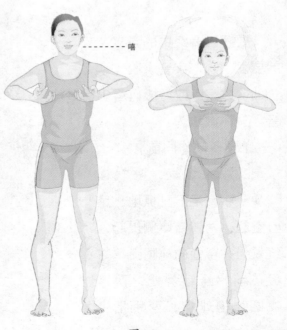

嘻

图16

64

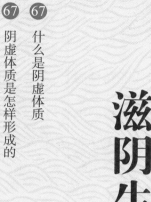

第五章

阴虚体质，滋阴生津养身体

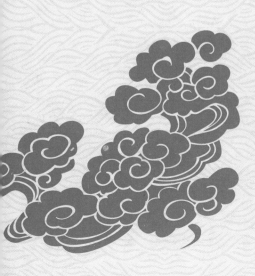

阴虚体质自我检测

　　阴阳平衡是人体处于健康状态的决定性因素，阴盛阳衰则百病生，阳盛阴衰则健康受损。上一章我已经对气虚体质的自我测试法做了简单的介绍，本章将针对阴虚体质的测试表为读者进行解析，希望读者朋友们，能从中受益。

近1年内的身体感受　　　　　　　　　　　答案

1.是否经常出现手心脚心发热、出汗的现象？　　　是○　否○

2.是否常有口唇干燥、起皮的表现，尤其是在寒冷干燥的冬季？　　　是○　否○

3.是否容易便秘，或者大便干燥？　　　是○　否○

4.使用电脑、看书、看电视时，是否没看多久就出现眼睛干涩、酸痛、疲劳或视物模糊的现象？　　　是○　否○

5.是否常感觉皮肤干燥、容易长皱纹，眼睛或关节部位的皮肤干涩，或者四肢皮肤常出现掉皮现象？　　　是○　否○

6.是否常出现睡眠时间不长但眼睛比较有神，思维正常的怪事？　　　是○　否○

7.是否经常有"盗汗"，即入睡时也会大汗淋漓，醒来以后出汗立即止住，特别是在冬季或冬春交替之际更明显？　　　是○　否○

8.是否常有周身皮肤发热的感觉，特别是到夏天时，更觉得燥热难耐？　　　是○　否○

9.口唇的颜色是否比一般人显得更红，或者有些发暗？　　　是○　否○

10.两颧部位是否有潮红色，或者面部常会出现红血丝，或者有面部发热的现象？   是○　否○

11.是否经常感到口干舌燥、口渴难耐，或者喜欢吃冷食？   是○　否○

12.是否有怕热的现象？   是○　否○

13.是否容易发怒，脾气较为暴躁，遇事容易冲动，常常出现生气、恼气或者发脾气的现象？   是○　否○

测试结果：如果在1年之中，以上13道测试题你有8种以上的切身感受，基本可以判定你属于阴虚体质。

什么是阴虚体质

健康的最佳状态即是阴阳平衡，如果说体内的阳是无形的，那么阴就是有形的物质，包括阴液、津液。在人体内，阴阳是相互制约的，阳气具有温煦和暖的作用，而阴液、津液就像秤砣一样牢牢地控制住阳气的升降，使其不高不低，温煦怡人。倘若阳气占了上风，阴液亏虚，机体相关的脏腑组织就会失去濡养，出现内热，阴虚体质便就此形成，人们要给予高度重视了。

阴虚体质是怎样形成的

阴虚体质的人形体大多偏瘦，经常感到手心、脚心发热，脸上总有热感，面颊潮红或偏红，皮肤干燥，不耐受暑热，经常出现眼睛干涩、口干舌燥、口渴难耐的现象，容易出现大便干燥、便秘、失眠问题，性情急躁，稍微有些不顺心的小事便火冒三丈。性格偏外向好动，舌质偏红，苔少。

阴虚体质生活调养原则

改善阴虚体质的明星药食

桑葚

性味归经

性寒，味甘、酸，归心、肝、肾经。

食疗功效

现代药理研究表明，桑葚具有生津止渴、促进消化、帮助排便等作用，适量食用具有促进胃液分泌，刺激肠道蠕动，清解燥热的作用。中医认为，桑葚具有补肝益肾、生津润肠、乌发明目等食疗功效，改善便秘的同时，还是美容养颜、乌发明目的圣品。

食疗方

桑葚醋：取桑葚800克，清洗干净后，放置于阴凉干燥处晾干。取一干净且干燥的玻璃瓶，倒入1000毫升陈醋，再将桑葚放入醋中，把盖口密封。静置在阴凉处1～2个月后即可。服用时用8～10倍以上凉开水稀释后饮用。饭后饮用最佳。

此方具有安定神志、预防感冒、益肾、帮助消化、预防便秘等食疗功效。

豆腐

性味归经

性凉，味甘，归脾、胃、大肠经。

食疗功效

豆腐为补阴清热养生食品，常食之，可补中益气、清热润燥、生津止渴、清洁肠胃。更适合阴虚内热体质者食用。

西芹拌豆腐：取新鲜西芹100克，择洗干净后，放入沸水中氽烫，捞出用冷水冲凉后，切成细末；取豆腐100克，切成小块，放入盘中，撒上西芹末，用香油、盐、味精调味即可。此菜能生津清热、平稳血压，适用于眩晕头痛、颜面潮红、烦热不安的高血压患者。

甘蔗

性味归经

性寒，味甘，归肺、胃经。

食疗功效

甘蔗具有清热、生津、下气、润燥、补肺益胃的效果。可辅助治疗因热病引起的伤津、心烦口渴、反胃呕吐，还适用于肺燥引发的咳嗽气喘。另外，甘蔗还可以通便解结，饮其汁还可缓解酒精中毒。

食疗方

甘蔗生姜汁：取甘蔗300克榨成汁，生姜20克洗净切碎，捣成姜汁，二者调匀后服用。本方适用于阴液不足、胃气上逆、反胃呕吐、噎膈饮食不下的患者。

银耳

性味归经

性平，味甘、淡，归肺、胃、肾经。

食疗功效

银耳具有滋补生津、润肺养胃的食疗作用，对虚劳咳嗽、痰中带血、津少口渴、病后体虚、气短乏力有较好的食疗作用。

食疗方

冰糖银耳羹：取银耳10克、冰糖30克，将银耳洗净泡发，与冰糖一同放入砂锅内，加水熬成汤。此汤具有清热解暑、生津润燥的食疗作用。是阴虚体质者的上选食品。

麦冬

性味归经

性微寒，味甘、微苦，归肺、胃、心经。

食疗功效

麦冬具有养阴润肺、清心除烦、益胃生津的作用，治疗肺燥干咳、吐血、虚劳烦热、热病伤津、便秘等症有非常好的效果。

食疗方

麦冬乌梅茶：取麦冬20克，炒制乌梅15克，二者一同入锅，加清水适量煎汁，用冰糖调味即可。此方对消渴、口干难耐、饮水不止有较好的食疗作用。

玉竹

性味归经

性平，味甘，归脾、胃经。

食疗功效

玉竹具有养阴润燥、生津止渴的作用。治疗热病伤阴、咳嗽、烦渴、虚劳发热等具有非常好的效果。

食疗方

玉竹薄荷饮：取玉竹3克，与薄荷叶2片、生姜1片，一同放入锅中，加水煎煮，将熟时用白蜜调味即可。此方可用于目赤痛，视物昏暗等症。

天冬

性味归经

性寒，味甘、苦，归肺、胃经。

食疗功效

具有滋阴清热、润肺生津的作用，可用于治疗阴虚引起的发热、咳嗽、消渴、便秘、咽喉肿痛等症。

食疗方

二冬五味膏：将麦冬、天冬、五味子共熬煮成膏，每次1小匙，开水冲服，每日2次。对久咳痰少、消渴有较好的食疗作用。

百合

性味归经

性平，味微苦，归心肺经。

食疗功效

百合可用于治疗邪热腹胀、心热心痛，有清热通便、补中清热、益气的功效。对于阴虚体质者来说，它是首选的滋阴清热佳品。

百合银花茶：取百合30克，金银花20克，加水煮沸后调入冰糖，代茶饮。此茶生津解渴、安心去火、清凉润肺，内火旺盛的阴虚体质者夏日里多饮此茶，能滋阴清热。此茶还具有治疗咽喉肿痛、口腔溃疡、养颜润肤的食疗功效。

二冬粥可改善肾阴亏虚性牙宣

记得有一次，我们医院组织院里的青年医师到社区进行健康知识讲座。一堂讨论课结束后，一位女士找到我，问："医生，我总觉得咀嚼东西时无力，这是怎么回事啊？"我简单检查了一下她的口腔，有口臭、牙根宣露、边缘有些红肿、牙龈溃烂萎缩、牙齿有些松动、舌质微红、舌苔稀少，切脉后发现脉象细数。我问她："还有其他不适症状吗？"女士说："平时总觉得牙痛，手足心燥热，头晕耳鸣，腰酸乏力。"听了这位女士的介绍，我便确定地说："你属于阴虚体质，之所以会有以上种种症状，是肾阴虚引起了牙宣。"这位女士茫然地看着我，问："什么是牙宣？"在临床上，牙宣是一种常见的牙科病症，主要表现为牙龈萎缩、齿根外露，牙齿松动，常有血液或脓液渗出。此病需及时治疗，以免出现牙齿脱落。此病多发于中老年人群，青年人也有发病者。

中医典籍《仁斋直指方》中记载："齿者，骨之所终，髓之所养，肾实主之，故肾衰则齿豁，精盛则齿坚，虚热则齿动。"意思是说，肾主骨藏精，而齿为骨之余，由骨髓滋养。因此，肾精衰少则会出现牙齿外露的问题，若肾精充足，牙齿自然就坚固，肾阴虚有热就会出现牙齿松动的现象。倘若肾精严重不足，骨髓亏少，肾精不能上达到牙齿部位，牙齿便得不到骨髓的滋养，便会出现以上那位同学的症状。

另外，我们讲阴虚生内热，所以会有手足心热现象。腰是肾所处的位置，肾虚则腰酸软无力。肾为"先天之本"，肾阴亏虚，以致出现头晕耳鸣的现象。由此可见，以上那位女士的种种问题便找到了根源，我做出的最终诊断也得到了理论支持。那么，如何改善病情呢？我建议这位女士每天坚持服用二冬粥，具体做法是：取麦冬、天冬各30克，粳米50克。将麦冬、天冬洗净切碎，与粳米同煮成粥，每日1次。麦冬与天冬均具有养阴生津、清火滋肾的功效。只要能坚持服用一段时间，牙齿问题即会好转。

阴虚火旺，雪梨膏来帮忙

有一次，我陪同爱人去菜市场买菜，在水果区我们碰到了居委会的秦大姐，秦大姐见到我们后，热情地过来打招呼说："邵医生，我正要找您呢，今天真巧让我给遇上了。"我笑了笑说："秦大姐有事啊？"秦大姐面带难色地说："最近也不知怎么了，总觉得口干，老想喝水，一天喝两暖瓶的水都解决不了口渴的问题。邵医生，您说我这是不是得了什么怪病啊？"我继续问："秦大姐，您除了口渴还有其他不适症状吗？"秦大姐想了想说："平时总觉得手心、脚心发热，冒虚汗，睡眠质量不高，有时候虽然能快速入睡，但半夜醒好几次，等到天蒙蒙亮就再也睡不着了。老伴总说我脾气见长，其实我也想控制自己，这不因为这臭脾气吓得孩子们都不敢回家了。"我又仔细看了下秦大姐的舌头，发现舌质偏红、舌苔稀少，脉象细数。我告诉秦大姐，这是阴虚体质造成的。

秦大姐有些丈二和尚摸不着头脑，我又仔细地解释给她听："人体的阴阳平衡才是最佳的健康状态，倘若阴阳失衡，就容易出现一些不舒服的感觉。就像您的这种问题，就属于阴虚造成的，也就是人体内的阳气占了主导地位，使体内有虚火，从而导致体内阴液亏损。这里的阴是指人体内的'水分'，包括血液、唾液、泪水、内分泌及油脂等。如果这些阴液不足了，就会出现您刚才说的那些症状。"

秦大姐对我的解释很满意，又提了一个问题："体内有虚火，吃些降火药是不是就可以了？这些不适的症状就能得到改善了？"我摇摇头，说："这可不是简单吃药就能解决的，人体内的火有实火和虚火。你体内的是虚火，也就是说当人体内的阳气正常，但阴气不足时产生的火叫作虚火，这种火不是简单吃清火药就能解决的，而要通过滋阴来达到降火的目的，才能改善不适症状。当人体内阳气过盛，阴气充足时所产生的火叫实火，这种情况下吃降火药才能有明显的改善作用。"秦大姐这才恍然大悟，说："怪不得我吃了好多清火药都不见效，看来真不能病急乱投医。"

我给她开出的药方是：用雪梨、蜂蜜炼制成膏，每天坚持服用。具体做法是：取等量的梨汁和蜂蜜，用小火将梨汁熬至浓稠状时，加入蜂蜜。边均匀搅拌边煮沸，冷却后装入一个干净的玻璃瓶中，吃前用温开水冲服即可。秦大姐问："不用吃药？这个雪梨膏真管用？"我对她点点头。又继续解释道："中医认为，雪梨性凉，味甘、微酸，具有生津、润燥、清热的作用。中医常用它来治疗口渴难耐，虚火肿痛等症。而蜂蜜又具有滋润脏腑、通三焦、调理脾胃的作用。二者结合所成的雪梨膏，养阴生津、润燥止渴、滋养脏腑的功效更胜一筹。"秦大姐说回家她就按方服用。几个月过后，我又遇到了秦大姐，她热情地对我说："邵医生，您说的方法真管用。"听到她的话，我便明白了，肯定是她的问

调养体质一点通　脏腑不同，调节的方法各异

1.肝阴虚者可采用滋阴平肝法，宜选食具有滋养肝阴、平肝息风作用的药食。如白芍、桑葚、黑豆、牡蛎肉等，搭配制成药膳，均可达到辅助治疗的目的。

2.胃阴虚者需选择具有益胃生津作用的药食来养胃阴、润肠燥、生津液，如麦冬、梨、甘蔗、荸荠、藕、芝麻、蜂蜜等。以上材料可任意搭配，制成汤、羹食用均可达到食疗目的。

3.肾阴虚者可采取补肾滋阴的方法来食疗保健。可多吃些具有补肾滋阴作用的药食，如枸杞子、黑芝麻、黑豆、桑葚、猪肾等，几种食材随意搭配，制成药膳食用都能达到改善不适症状的目的。

4.肺阴虚者可选择具有润燥生津、滋养肺阴、清燥润肺作用的药食进行调理。如麦冬、梨、甘蔗、枇杷、百合、蜂蜜、冰糖、猪肺等，随意搭配制成药膳服用均可达到食疗目的。

题解决了。所以，我建议，凡阴虚体质者，只要确定是因体内虚火过旺而导致种种不适时，都可以坚持食用雪梨膏，对改善病情非常有帮助。

多吃具有滋阴作用的食物

《黄帝内经·素问·宝命全形论》中说："人生有形，不离阴阳。"意思是说，人体的健康状态离不开阴阳的制约，阴阳既是对立的又是统一的，如果阴亏阳盛，人体就会出现虚热的状态。表现为颧红、干咳或咳中带血、声音嘶哑、肠燥便秘、头晕目眩、失眠多梦、潮热盗汗等。所以，中医治疗阴虚时，多会同时清内热。当然，在清内热时，还要分清体内的火属于虚火还是实火，若是虚火旺则要从滋阴来解决问题。有些读者朋友可能会问了："您总是反复地说滋阴，到底什么是滋阴？"

从中医学角度来讲，滋阴又称为补阴、养阴，是指滋养阴液。阴虚体质者体内的阴液不足，身体呈现出缺水状态，会出现诸如口干、皮肤干燥、易怒等一系列症状。阴虚体质者不是单纯地多喝些水就可以解决问题的，日常生活中也要注意饮食的选择。我建议这类人群，应多吃些具有滋阴作用的食物，例如，甘蔗、秋梨、苹果、石榴、葡萄、菠菜、藕等。如果想通过药膳来解决问题，也可以选用我上面给大家介绍的几种滋阴中药材与其他食材搭配烹调滋阴药膳，也是不错的选择。

慎吃荔枝，防内热

荔枝软糯香甜，价格适宜，是大众喜爱的水果之一。特别是那些荔枝爱好者，每到荔枝上市的时节，便放纵自己，一饱口福。殊不知，这么做对健康无益。荔枝属于温热性水果，吃多了容易生内热，会出现流鼻血、咽喉肿痛、口腔溃疡、发热等问题。特别是阴虚体质者，更应该谨慎食用荔枝，以免虚上加虚，使阴虚更甚。

我曾经接诊过这样一位女病人，27岁，属阴虚体质。她知道自己属于阴虚体质，所以在饮食上格外小心。有一天，她挂了我的号，一进门便对我说："医生，您快给我看看吧，我也不知道吃错了什么，最近连续几天常出现流鼻血、发热、咽喉疼痛的症状。我平时饮食挺正常的，知道自己是阴虚体质，所以从来不敢乱吃。"我看了看她的症状，又问："你最近有没有特别多地吃什么食物？"她说："没有呀，只是我特别喜欢吃荔枝，前几天买了几斤，不会是荔枝惹的祸吧？"我看着她，点了点头，并给她开了个药方：绿豆汤每日2次，每次1碗，连服3天。她乖乖地回家了，3天后她给我打来电话，说症状消失了。

看到以上案例后，阴虚体质者要注意了，并非所有的食物都适合你，必须选对了、吃对了，对身体才有益。最好对那些温热性食物敬而远之，至于食物的属性问题，我在前文已经介绍过了，阴虚体质者可对照着选择适合自己的食物。

合理膳食，改善阴虚体质

辛辣性食物都易伤阴，例如，辣椒、葱、姜、蒜、韭菜等。当然，这些食物并非不可以吃，但要少吃，要有原则地吃。例如，在气候炎热、干燥容易上火的季节不吃；工作紧张、睡眠质量低下、尿黄、便秘的时候不吃。倘若管不住自己的嘴，偶尔吃了一次也没有关系，多喝些汤水、多吃点凉性的水果就可以了。

现如今的人们，大多都重视养生，家家户户都会备上一些滋补药材，如桂圆肉，对于阴虚消瘦的人来说，以桂圆肉进补并不合适。因为桂圆属于温热性食物，吃多了容易产生内热，即便非阴虚体质者长期大量食用桂圆，也会出现咽喉肿痛、口腔溃疡等不适。所以，我建议阴虚体质者，进补不可随意为之，需根据自身状况有的放矢，倘若对自己的实际情况不是十分了解，请听从医生的建议，科学进补。

中医认为：酸甘可以化阴，甘寒可以清热，意思是说，酸味、甘味的食物可以滋阴，甘味、寒性类的食物可以清热。这与阴虚体质的养生原则一致。平时可多吃些石榴、葡萄、枸杞子、柠檬、苹果、柑橘、香蕉、西瓜、冬瓜、苦瓜、黄瓜、莲藕、百合、银耳、黑芝麻等。由于大多数水果都属于凉性食物，适合阴虚体质者食用。

提到莲藕，它对阴虚体质者来说可称得上是最佳滋补食品。夏天天气比较炎热，若喝一杯清清爽爽的莲藕汁，既可起到降暑的作用，还能达到滋阴生津的目的，可谓一举两得。注意，在挑选莲藕时，最好挑选质地稍微老一点、颜色发粉的那种，补脾胃的效果较佳。

有些阴虚体质者说了："既然阴虚有内热，那就多吃寒凉性的食物吧！"这样做不但达不到降火的目的，还可能伤及脾胃。阴虚体质者虽然内热较重，但大多属于虚热，若无节制地食用寒凉食物对降虚热是没有帮助的。

众所周知，蔬菜水果对于阴虚体质者来说是天然的滋补佳品，难道这意味着阴虚体质者要与肉食绝缘了吗？当然不是，阴虚体质者可以吃些肉质精细的肉食，如新鲜的兔肉、鸭肉、蚌肉、牡蛎、海参等。只不过在食用时，要注意烹调方式的选择。对于肉类，可以选择红烧、焖、蒸、炖、煲的烹调方式，尽量少放调味料，保持原汁原味。煎炸类的烹调方式并不适合阴虚体质者，像八角、花椒、桂皮等温热性的调味料，阴虚体质者最好少吃。

养阴滋阴常用中成药

阴虚证的表现	可选中成药
眼花	明目地黄丸、杞菊地黄丸、石斛夜光丸
口疮	知柏地黄丸、口炎清
耳鸣	麦味地黄丸、耳聋左慈丸
干咳	养阴清肺丸
咽炎	六味地黄丸、养阴清肺丸
盗汗、口糜	知柏地黄丸
眩晕	杞菊地黄丸
失音	麦味地黄丸
失眠、健忘	六味地黄丸、天王补心丹

阴虚证的表现	可选中成药
遗精	知柏地黄丸、六味地黄丸
腰痛	六味地黄丸、左归丸
脱发、白发	六味地黄丸、七宝美髯丹
发热	大补阴丸、清骨散
抑郁	天王补心丹
消渴	六味地黄丸

顺应四时变化，改善阴虚体质

常有一些阴虚体质者在网上给我留言，问：阴虚体质的人怎样才能养护好身体？每当我看到这样的问题时，都觉得一言难尽。因为，阴虚体质的护理关系着方方面面，有一个方面出现漏洞都可能影响最终效果。上面几个小节，我已经对阴虚体质者的饮食问题进行了详细介绍，下面继续老生常谈，讲一讲阴虚体质者如何顺应四时变化保养身体。

中医一直讲究"天人合一"，也就是说人是大自然的一部分，只有顺应自然变化，根据四时更替来调整身体状态才能保持健康状态。对于阴虚体质的人来说，顺应四时变化尤为重要，特别要重视"秋冬养阴"的调养原则。

秋季气候呈现出干燥、凉爽的特点，阴虚体质者喜凉爽、恶干燥，由于燥邪最易伤肺，所以阴虚体质者可多吃些酸味果蔬以促进津液生成，滋补肺阴。也可以选择一些具有滋补肺阴的中药，可以改善咽痒咳痰、皮肤毛发干燥等。秋季是运动的最佳季节，但对于阴虚体质者来说还是有一些限制的，例如，要选择环境相对湿润、开阔的运动场所，如湖畔、海边、公园、植被茂盛的山林等；运动量不宜过大，以免汗液大量排出，使原本缺水的机体雪上加霜，最好选择较为温和的户外运动；避免争强好胜，为了逞一时之快与他人较量体力，做自己力所不及的运动。运动过程中要注意补充水分，避免大口畅饮，需分多次小口饮用。对于阴虚体质者可适当

"秋冻"，初秋在不感到寒冷的前提下，缓慢增加衣被，可促进虚火收敛，以养阴气。

冬季宜养阴，应以固藏阴精为主，多做室内运动，适当延长睡眠时间，饮食宜温热健脾，男子应节制房事，防止房劳太过耗伤真精。阴虚体质的人相对耐寒，但是阴虚是其基础，虚火是表象，过于忍受寒冷则会耗伤阳气。所以，阴虚体质者不要过于贪凉，应注意保暖，着衣被以不出汗为度。冬季养阴，还应注意调养精神，保持情绪稳定、心平气和。

春季是阳气生发的季节，阴虚体质者应避免阳气生发过盛，以免导致内热，既要保持心情愉悦又要避免过于耗散伤神。春季气候变化无常，应随着气温的升降调节衣物的多少，切勿嫌麻烦。春季气温相对于冬季来说暖和了许多，也是运动的好时机，阴虚体质者可选择一些和缓的运动，如踏青、郊游、散步等，最好能约上好友一同前往，心情会更加舒畅。

夏季天气比较炎热，对于阴虚体质者来说是一年四季中最难熬的季节。此时，应调整好心态，不急不躁，注意避暑，尽量待在有空调的恒温室内，避免在烈日下暴晒，即便要外出或进行户外运动，也应做好防暑工作，如打上遮阳伞、戴上遮阳帽，避免大量出汗伤及阴液。

调节情绪，避免情绪过激而伤阴

随着生活节奏的不断加快，人们的生活及工作压力不断加大，情绪也会受到影响，愤怒、偏激等一系列不良情绪会有意无意地扰乱人们的正常生活，这对健康是毫无益处的。特别是对阴虚体质的人来说，本来性情就比较急躁，常会心烦易怒、情绪波动，动不动就"火气"上扬，此时若不懂得调节情绪，对健康是有百害而无一利。所以，阴虚的人应该经常提醒自己安神定志，舒缓情绪，保持平常心态，还要学会及时转移不良情绪。具体做法，可参看我给大家提出的几点建议：

第一，加强自我控制能力

当遇到某些不顺心的事、心中的火气上扬、怒气即将爆发时，要尽量控制住自己，提醒自己应当保持理性。还可进行自我暗示："别发火，发火会伤身体。"如此反复告诫自己，愤怒的情绪便会被压制下去。

第二，活用阿Q精神

当自己受了某些委屈时，不要一味地沉浸在无边的痛苦当中，学一学阿Q，自我排解一番，不良情绪便会慢慢消退。你可以选择一些至理名言来安慰自己，也可以自娱自乐，会使情绪好转。

第三，用语言调节

语言是影响情绪的有力工具。当你感到悲伤难过时，不妨朗读滑稽的语句，可以消除悲伤。也可以看一些幽默小故事、笑话，对改善悲伤情绪非常有帮助。

第四，换个环境改善心情

环境对情绪有重要的调节作用。情绪压抑的时候，不妨离开令你不开心的环境，到环境优美的公园、森林等地方去散散步，对改善不良情绪有一定的帮助。也可以选择到游乐场宣泄一番，也是改善心情的选择。

第五，转移目标

当火气上涌时，千万不要钻牛角尖，一门心思地想着令自己火冒三丈的事情。你可以有意识地转移话题或做点儿别的事情来分散注意力，可使情绪得到缓解。

第六，发泄出来

遇到不顺心的事情时，千万不要把不愉快憋在心里，要向知心朋友或亲人诉说出来，或大哭一场。这种发泄可以释放内心郁积的不良情绪，有益于保持身心健康。

第七，旅行

当心情极度低沉时，不妨放下手里的事情，到环境优美的大自然中去旅行。登上高山，顿时令你感觉心胸开阔；放眼大海，会有超脱之感；走进森林，就会觉得一切都那么清新。这种美好的感觉往往都是良好情绪的诱导剂。

穴位按摩辅助改善阴虚体质

曾经有网友在博客上与我讨论阴虚体质是否适合采用经络按摩的方式加以调养。我个人认为阴虚体质的最佳调养方法为饮食调养及改变生活方式，经络按摩对改善阴虚体质诱发的多种病症作用不是十分显著。有些网友说，人体上有众多穴位，其中有很多穴位具有养阴生津的功效，为什么不能依靠按摩穴位来滋阴生津呢？虽然穴位有滋阴生津的功效，但阴液的生成没有来源，所以单纯按摩有滋阴作用的穴位对于先天性阴虚体质来说，也是巧妇难为无米之炊。

据多年来的临床经验发现，阴虚较为明显的患者，在使用针灸治疗时，痛感比常人明显。而且同样是失眠、月经不调、头痛等问题，阴虚体质者的治疗效果较其他类型体质者差了很多。所以，经络疗法对阴虚体质者而言不是上选，最好以药物治疗配合饮食调养，再加上改善不良的生活方式，这样即可事半功倍了。

图17　足三里

当然，这并不是说经络按摩对改善阴虚体质一点作用也没有，只是不可将其作为唯一的治疗方法，或者说治疗的主要手段，将其定位在辅助治疗上还是可以的。如果阴虚体质的朋友想了解一些具有滋阴补肾、清降虚火、镇静安神作用的按摩方式，大家不妨按照我下面推荐的方法去做。

点按心包经上的内关穴（位于前臂正中，腕横纹上2寸，在桡侧屈腕肌腱同掌长肌腱之间）、心经上的神门穴（位于腕部，腕掌侧横纹尺侧端，尺侧腕屈肌腱的桡侧凹陷处）、胃经上的足三里穴（位于外膝眼下四横指、胫骨外缘一横指处）（图17）、脾经上的三阴交穴（位于小腿内侧，当足内踝尖上3寸，胫骨内侧缘后方处）（图18）、肝经上的太冲穴（位于足背侧，第1、2跖骨结合部之前凹陷处）、

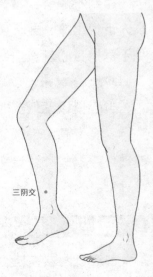

图18　三阴交

胃经上的太溪穴（位于足内侧，内踝后方与脚跟骨筋腱之间的凹陷处）及照海穴（位于人体的足内侧，内踝尖下方凹陷处）、膀胱经上的肾俞穴（位于第2腰椎棘突下，旁开1.5寸处）（图19），每个月坚持按摩5~10次。因阴虚导致的便秘患者，可将双手重叠至于肚脐处，围绕着肚脐进行按摩，每天3次，每次顺时针按摩50圈，逆时针按摩50圈，便秘问题会逐渐好转。

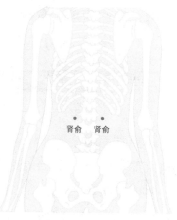

图19　肾俞

静坐——老年阴虚体质者的最佳调养方法

阴虚体质在老年人群中比较常见，极易诱发高血压、中风、心脏病等疾病。那么，为什么老年阴虚体质者容易招惹上这类心血管疾病呢？其实原因很简单，老年阴虚以肝肾阴虚最为多见。而肝肾阴虚可简单地理解成体内的水少了，水少则火旺。举个例子来说，我们用铁锅煮饭，锅里的水烧干了，饭自然会糊。人体也如此，体内的阴液少了，阴阳失去了原有的平衡，阳气上扬，水不足以平衡火，虚火便会上炎，虚火必挟气血上冲于脑，这就是阴虚阳亢型高血压的致病原因。这种病，中老年人群比较多见。如果一个老年人长期有高血压，很容易引起脑卒中。

所以，我建议老年阴虚体质者，务必要掌握一些养生方法，避免以上的情况出现。除了要注意饮食方式、生活方式以外，闲暇时练习一下静坐养生法，对改善阴虚体质非常有帮助。具体做法是：

端坐，双腿自然盘放，双手掌置于两膝盖上，手心朝下，两眼微闭，舌尖顶住上颚，要做到"眼观鼻，鼻观心，心入定"，力求做到心无杂念，每天可多次练习。此法不分时间、

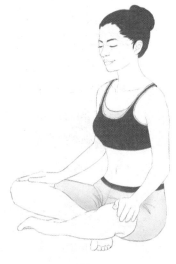

图20

地点，操作简单，只要有时间即可练习，静坐的时间也不受限制，几分钟、十几分钟、半小时均可，它不像打坐那样要求严格（图20）。

吞津练精法，改善阴虚体质

阴虚体质者不太适合进行激烈的运动，以免汗液大量外排，令体内的阴液更加亏损。所以，有的患者可能会说：既然阴虚体质不适合剧烈运动，那干脆就在家静养吧！于是连最简单的家务也都放置不理了，彻底当上了甩手掌柜。出现了阴虚体质，并不意味着你就是病人了，更不用贴上重病号的标签。所以，日常的家务劳动还是可以进行的，只是避免进行类似于长跑、打球等过于剧烈的运动即可。另外，如果长时间不运动，对身体健康是毫无益处的，要懂得劳逸结合的道理。

下面我为阴虚体质者推荐一种有效的养阴运动法——吞津练精法。这是老祖宗留下的养生运动法，早在唐朝时期，著名医家孙思邈就对此法进行过概括。明代的龚居中对此法也提出了新的见解，他指出："津即咽下，在心化血，在肝明目，在脾养神，在肺助气，在肾生津，自然百骸调畅，诸病不生。"意思是说，津液被咽下后，进入心脏则化为血液滋养全身，进入肝脏则具有明目的作用，进入脾脏则可调养精神，进入肺脏则能益气，进入肾脏则能促生津液，五脏得以滋养，自然不易生病。中医认为，津液具有滋养五脏的作用，吞食自己分泌的津液，可补脾胃，固护肾精，既滋养了"后天之本"，又巩固了"先天之本"，可见此法的意义重大。

从现代医学的角度来看，唾液（也就是我上面提到的津液）中90%是水分，剩下的10%由球蛋白、淀粉酶、溶菌酶、各种免疫球蛋白、氨基酸、黏液蛋白等组成，倘若一次吞入一定量的唾液，可加强消化功能。

说一千道一万，吞津练精法究竟如何操作呢？其实很简单。具体做法如下：

每天早晨起床后，端坐在床边，微微闭上嘴唇，将舌尖顶住上颚，这时口腔里的唾液会逐渐增多，当唾液积攒到足够多时，分几次将唾液咽下去，如此反复练习5次。长期坚持，定会起到滋阴养液的作用。

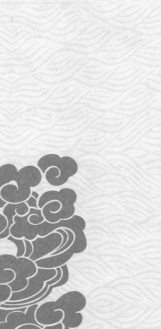

阳虚体质，温补阳气改善畏寒怕冷

阳虚体质自我检测

经常看中医的人可能会听到医生说某某某你属于阳虚体质，或者某某某你是阴虚体质，这种体质说法看似非常神秘，其实居家即可自我判断。下面这套测试题能帮助你检测出是否属于阳虚体质。

近1年内的身体感受	答案
1.是否经常出现手脚发凉，尤其是秋冬季节，即使衣服穿得很多，手足也没有温暖的感觉？	是○　否○
2.是否感觉非常怕冷，天气转凉或寒冷的时候，衣服比平常人穿得多？	是○　否○
3.是否比平常人更容易感冒，特别是当天气变化或季节转变的时候，或者吃（喝）了凉的、冰的食物以后？	是○　否○
4.是否容易出现腹泻、腹胀、腹痛问题，特别是受凉或者吃（喝）凉的、冰的东西后？	是○　否○
5.是否有面色发白或白中带黄、皮肤干燥且没有光泽、睡眠不足或稍微有些劳累就容易生出黑眼圈的问题？	是○　否○
6.是否有头发稀疏，前额部的头发边缘向后退，头顶部头发稀少，头发发黄、干枯的问题？	是○　否○
7.是否容易疲劳，哪怕只做了一点事就觉得全身疲惫不堪，即使每天睡七八个小时，也有无精打采的感觉？	是○　否○
8.是否有胃脘部、背部或腰膝部怕冷的感觉，害怕碰凉水或淋雨？	是○　否○

9.是否不能待在稍微冷一点的环境里，如冬季寒冷的屋里，夏天的空调房等？　　　　是○　否○

10.是否容易出现心跳加速、精神涣散、身体乏力疲倦的现象？　　　　是○　否○

11.是否有口唇发暗、面色晦暗，缺乏光泽的现象？　　　　是○　否○

12.是否常感到口干、口中无味，但没有口渴的感觉，喜欢吃较热的食物或热饮？　　　　是○　否○

13.是否经常出现只要稍微活动一下，就满身大汗，还气喘吁吁的现象？　　　　是○　否○

测试结果：如果在1年之中，以上13道测试题你有9种以上的肯定答案，基本可以判定你属于阳虚体质。

什么是阳虚体质

北方民间有句俗语说得好："傻小子睡凉炕，全凭火力旺。"这句话虽然听起来不雅，但是你仔细琢磨一下，很有意思。说的是傻小子没人疼，自己也不懂得爱惜自己，随便在哪里就睡觉了。火力旺是什么意思？其实就是说他阳气旺盛，能够抵御外邪。

中医典籍《黄帝内经·素问·生气通天论》中记载："阳气者，精则养神，柔则养筋。"意思是说，体内阳气充沛能使人精神焕发，温煦人体的关节筋脉。阳气的盛衰状态，还决定了人的生殖功能。阳气作为动力、火力，能保证体温恒定，而人体运行不息的津液、血脉遇冷则凝，遇温则行。除此之外，体内的阳气还可为人体提供能量，促进废弃物的排泄，鼓舞生机，保证旺盛的生命状态。倘若真阳微弱，生命力就不那么旺盛了，也就是我们所说的阳虚了，久而久之就形成阳虚体质了。

阳虚体质的特点

阳虚体质者的典型特征是肌肉不结实，面色偏白，经常手冷过肘、足冷过膝，腹部特别是下腹部、腰背部、膝关节怕冷，不敢吃冷食，无论吃饭还是喝水都喜欢热的，大便溏稀，小便色清且量多，性格多沉静内向、喜爱安静。

阳虚体质是怎样形成的

阳虚体质的形成与先天禀赋及后天保养有关。通常情况下，先天因素是：夫妻双方在身体虚弱的情况下孕育出来的宝宝易形成阳虚体质；夫妻双方或一方处于大龄阶段孕育出来的宝宝易形成阳虚体质；因各种原因导致的早产儿易形成阳虚体质。

除了以上几点先天因素外，后天保养不当也容易形成阳虚体质。例如，有些人一到夏天就冷食不离口，特别是刚刚出了一身汗后，就迫不及待地喝下几瓶冰矿泉水或冰啤酒，虽然当时是凉爽了，体内的真阳却受到了损伤。还有一些人喜欢洗凉水澡或用凉水浇头，无论春夏秋冬一律如此，总认为这样做畅快淋漓，殊不知这是形成阳虚体质的一方面原因。当然，还有些人厌恶夏季的烈日炎炎，出门乘坐带有空调的交通工具，回家待在空调房中，上班时室内也有空调，结果抑制了阳气的生发，阳虚体质就慢慢地形成了。

吃反季节蔬果似乎已经成了一种饮食新主张，一方面能满足口腹之欲，另一方面能让人产生新鲜感。对于吃反季节蔬果的害处上文已经讨论过了，长期大量食用此类食物，是令体质发生偏颇的原因之一，阳虚体质的形成也与此有关。

还有一种阳虚体质是在治病过程中形成的。现如今，人们的养生保健意识越来越强，有一点儿伤风感冒便立即赶往医院治疗，有些患者还经常要求医生为其开一些抗生素类的药物，虽然这种药对炎症、感染性疾病等有较好的治疗作用，但是如果不加辨证地乱用一通，剂量逐渐增加，病菌是消灭了，人体的阳气也被毫不留情地损伤了。

我曾经遇到过这样一些病人，他们因某种疾病长期使用抗生素，结果舌苔都是又厚、又白、又腻的一层，这种情况的发生是体内阳气被克伐后，寒湿之邪大量滞留于体内造成的。

现如今，市场上出现了许多清热降火类产品，为了抢占市场份额，各路商家打出的广告花样百出，就连小孩子都知道怕上火怎么吃、怎么喝。我要告诉大家的是，适合你的才是最好的，切勿过分相信广告宣传，各类寒凉饮品不离口，长此以往生命之火将被彻底浇灭。

从前，阳虚体质在老年人群中比较多见，但随着社会生活方式及工作环境的改变，阳虚体质逐渐出现年轻化趋势。

据一项调查发现，20岁左右的年轻人特别是女孩子都可能是阳虚体质的一分子，这一结果确实值得我们注意，我们虽然改变不了先天禀赋造成的阳虚体质，但改变后天不良的生活方式，足以令阳虚体质的发生率降低。

阳虚体质生活调养原则

改善阳虚体质的明星药食

冬虫夏草

性味归经

性温，味甘，归肺、肾经。

食疗功效

冬虫夏草具有补肺益肾、止咳平喘的作用。可用于腰膝酸软、咳喘气短、神疲少食、阳痿、遗精、自汗等症状。

虫草肉：取10～15克冬虫夏草，200克鸡肉，二者一同炖食即可。此方适合阳虚体质且伴有阳痿、遗精、腰膝酸软、咳嗽等症的患者食用。

韭菜

性温，味辛，归肝、胃、肾经。

韭菜具有温中行气、散瘀、补肝肾、暖腰膝、壮阳固精的作用。阳虚者可经常食用。

韭菜炒河虾：取新鲜河虾250克，剪去尖嘴，用淡盐水浸泡片刻，反复用清水冲洗干净；取韭菜50克，择洗干净后，切成小段。将油锅烧热，下入河虾炒出香味后，加入韭菜翻炒均匀，用盐、生抽调好味就可以出锅了。此菜补肾壮阳功效显著，适合阳虚导致的阳痿、早泄、腰膝酸软者食用。阴虚火旺者禁食。

肉苁蓉

性温，味甘、咸，归肾、大肠经。

肉苁蓉具有补肾益精、强筋壮骨、润肠通便的功效。

肉苁蓉羊肉粥：取肉苁蓉15克，洗净切片，羊肉适量洗净切成碎末，大米40克淘洗干净，以上三种材料混合熬成粥即可。此粥对肾阳虚导致的阳痿、遗精、腰酸痛、尿频有非常好的食疗作用。

核桃仁

性温、味甘，归肺、肾、大肠三经。

《本草纲目》中记载：核桃仁有"补气养血，润燥化痰，益命门，利三焦，温肺润肠，治虚寒喘咳、腰脚重疼、心腹疝痛、血痢肠风"的功效。对于由肾阳不足导致的腰膝冷痛、乏力、白发早生以及肺阳不足所致的咳嗽、气短、畏寒以及便秘等症，有很好的防治作用。

黑芝麻桃仁糖：取核桃仁、黑芝麻各250克，将二者炒香备用。将500克红糖用水溶化后煮沸，再用小火煎熬至黏稠状，然后加入核桃仁和黑芝麻，搅拌均匀。再将瓷盘涂上一层薄薄的食用油，把搅拌好的成料倒入盘中摊平，凉凉后切成小块食用即可。早晚各吃1次，每次3块。

芥菜

性味归经

性温，味辛，归肺、肝、肾、胃经。

食疗功效

芥菜具有温中散寒、通络止痛、利气豁痰、宣肺开膈、止咳的食疗作用。同时它还可以温通、补虚寒、行气、提神醒脑、消除疲劳，是阳虚体质者不可不吃的养生美食。

食疗方

生姜芥菜汤：取新鲜的芥菜500克，洗净切段，再取生姜10克，切成片，与芥菜段一同放入锅中，加适量清水熬煮。待水煮至一半时，调入盐、味精，趁热食用。此方具有养阳气、暖身的食疗作用。每日1剂，分早晚饮食。

刀豆

性味归经

性甘，温，入肺、脾、肾经。

食疗功效

温中下气，益肾补元。

食疗方

刀豆猪肾煲：将猪肾洗净，取刀豆子数粒，包于猪肾内，用荷叶包裹系好。放入锅中，加适量清水，煮熟，出锅前加盐、味精、料酒调味即可。可用于肾虚腰痛的食疗。

韭菜子

性味归经

辛、甘，温，归肝、肾经。

食疗功效

温补肝肾，壮阳固精。

食疗方

韭菜子粥：取韭菜子10克，大米100克，盐少许。将韭菜子择净，研为细末备用。先将大米淘净，加清水适量煮粥，待熟时，调入研细的韭菜子、盐，煮为稀粥服食，每日1剂。该食疗方经常食用具有补肾助阳、固精止遗、健脾暖胃的功效。适用于脾肾阳虚所致的脘腹冷痛、腰膝酸冷、泄泻、小便频数、小儿遗尿、男子阳痿、早泄、遗精、白浊、女子白带过多、痛经等。

生姜

性微温，味辛，归肺、心、胃、脾经。

食疗功效

生姜具有暖脏腑、通阳气、发汗止呕、驱风散寒、化痰解毒等功效，是日常生活中常见的调料，在食疗和药用方面应用较为广泛。

食疗方

姜蜜茶：取生姜5片，红茶5克，二者一同放入杯中，用沸水冲泡10分钟，加入适量蜂蜜即可饮用。

阳虚体质者大多伴有肥胖，此茶不仅可帮助阳虚体质者减肥，还能使皮肤变得细腻、光滑、红润，色斑也会渐渐变淡。

花椒

性味归经

味辛，性热，归脾、胃、肺、肾经。

食疗功效

明代名医李时珍认为："椒，纯阳之物，乃手足太阳，右肾命门气门之药……故能入肺散寒，治咳嗽；入脾除湿，治风寒湿痹，水肿泻痢；入右肾补火，治阳衰溲数，足弱久痢之症。"意思是说，花椒的药用价值很好，具有温中散寒、除湿、止痛、开胃健脾、补肺补肾的功效。是阳虚体质者的最佳调料。

食疗方

椒术丸：取花椒30克，苍术60克。将二者研为细末，用醋调为丸。每次服6～9克，用温开水送服。对因阳虚体质引起的寒湿阻滞、食欲不振、消化不良、胃脘隐痛、泛酸、腹泻、脘腹冷痛等症状，有较好的食疗作用。

远离寒凉食物，避免寒上加寒

中医典籍《景岳全书》中说："生冷内伤，以致脏腑多寒。"意思是说，生冷性的食物伤脏腑，令体内多寒。阳虚体质者本身阳气就弱，如果再过量摄入寒凉性食物，则会加重体内寒气，使五脏六腑寒上加寒。

生活中，我们避免不了要接触一些寒凉性食物，多数蔬果都是寒凉性的。尤其是春夏季节，蔬菜水果盛产，难道我们就得全部舍弃吗？当然不是。我们可以通过调整烹饪方式来改变食物的寒性，也可以把寒凉食物与温热食物搭配食用以减其寒性。

慎吃清火药，免伤体内真阳

中国的老百姓一说到"上火"，第一个念头就是去药店买那些清火的药。但是人体内的火不能随便清，否则会损伤阳气。《黄帝内经》中记载：人体内存在着两种火，即"少火"和"壮火"。什么是"少火"呢？就是指人体的热能或者热量，人体的生命活力不能缺少这种"火"。《黄帝内经》中还说："少火生气"意思就是说人体的火力，是促进人身生发之气的，所谓气就是指人体的各种机能活动的动力。中医将这种"气"，称为阳气。金元名医朱震亨说："气有余便是火"，意思是说，人体内的阳气过盛，就会形成"火"，也就是《黄帝内经》中所说的"壮火"，壮火会使人体出现各种上火症状，对人体无益。

通过上面的论述，我们可以得出这样一个结论：人体内的"火"跟阳气紧密相应，"气有余便是火"，人体便会出现上火症状。既然上火了，就要清火。但是，清火不可胡乱为之，必须掌握好一个度。所以，中医强调清火，只是将人体内多余的那点"壮火"去掉就可以了，清火太过就会伤阳气，对人体有害，尤其是阳虚体质者，这种伤害是不容忽视的。

除此之外，中医还将火分成了实火和虚火两种。实火的具体症状为：口干、咽痛、目赤、尿黄、心烦易怒等；虚火则表现为心烦、口干、口渴、潮热、盗汗、手足心热、睡眠不安等。临床治疗上，这两种火的治疗方法不同，用药也不一样。对于壮火、实火可以用清热泻火的方法，常用药有黄连、黄芩、黄柏、山栀子、金银花、连翘等中药，平时在饮食方面也可以吃些清热泻火类的食物，如绿豆、莲子心、绿茶等。虚火则不同，不能简单地将火降下去了事，要用滋阴清火的方法，常用的中药有生地、天冬、麦冬、玄参等。

听了我的解释，不知道读者朋友们是否对人体内的"火"有了更深层次的了解。我在此建议读者朋友们，千万不要小看"上火"问题，必要时需到正规医院治疗，听从医生的建议正确服用清火药。

调节情绪，因势利导

安静、沉静、内敛是阳虚体质者的特征，但过分安静、沉静、内敛容易使人陷入抑郁、忧愁、悲伤的状态中难以自拔。所以，我建议

调养体质一点通　　内火旺易诱发青春痘

青春痘对许多爱美的男孩、女孩来说是一个梦魇，为了战"痘"，用尽了各种方法，但结果却不尽如人意，痘痘依然存在，健康状态却受到了损害。下面，我针对青春痘的问题为有此困惑的朋友们解析一番，希望对大家有所帮助。

有人说内火旺比较爱长青春痘，这只是其中一方面原因，饮食结构不合理、精神紧张、脏腑功能紊乱、生活环境不佳、缺乏某种微量元素等都是青春痘的诱因。众所周知，一般青少年比较容易长青春痘，这是因为这类人群正处于发育成熟期，体内激素水平升高，刺激皮脂腺及毛囊脱落的上皮细胞聚集成黄白色物质阻塞在毛孔内，即形成青春痘。

青春痘一般分为三种证型：①肺热型，典型的症状是，容易出现口干、心烦、舌苔发黄的现象。解决的最好办法是多吃具有清肺火功效的饮食，例如，常喝菊花茶、绿茶，多吃蔬菜水果等。另外，还要保持心态平和，少生气。②湿热型，典型症状为，痘痘处流脓水，痛感明显，且伴有口臭、便秘等症状。可通过饮食进行调理，例如，早上起床后喝一杯蜂蜜水，并多吃萝卜、燕麦等降火食品。③痰瘀型，典型症状是易出汗，舌质紫黯，痘痘比较硬呈囊肿状。如果出现这种情况，最好到医院进一步检查，这种情况的发生大多说明你的健康状况出问题了，必须进行系统正规的治疗。

阳虚体质者，要懂得因势利导、顺势而为，虽然不能强行令自己处于兴奋、亢奋、张扬状态，但也要根据自己的实际情况，做到安静但不抑郁，沉静但不忧愁，内敛但不悲伤的状态中。有些阳虚体质者可能会觉得迷茫，这究竟是怎样一种状态呢？对此，我提出两点建议：

第一，根据自己的性格特点调整工作节奏。

第二，当遇到感情困扰、环境变化等容易引起悲伤情绪的事情时，要学会自我调节。一方面可增加户外活动量，用形体的活动来对抗不良情绪，能令人快速忘记不愉快，重获快乐心情。另一方面可以多晒太阳，沐浴在温和的阳光中，你会感到周围一片明亮，心情也会随着这份明亮而变得开朗许多。最后，不妨多听轻松、活泼、令人愉悦的音乐，这也是缓解不良情绪的有效方法之一。

阳虚体质的人睡眠较轻，睡觉时稍微的一些动静都可能使其受到惊吓。另外，阳虚体质者还比较敏感，容易兴奋，但会很快消沉下去，且伴有心神不宁的现象。这是因为体内元阳不固，虚阳上扰，导致心神根基不牢固。对此，我提出的建议是：

第一，多做一些具有安神作用的运动，如太极拳、五禽戏、健身气功等。

第二，常练习腹式呼吸，使气沉丹田，令阳气下潜，气息深沉缓慢，有利于安定心神。

第三，可多学习些修身养性的传统文化，去除不必要的情绪波动，增加保护心灵的修养。

保护关节，少熬夜多运动

关节、腰腹部、颈背部、脚部是最容易受到寒气侵袭的地方。每到冬天，走在大街上都会看到这样的情形：一些爱美的女孩子模仿日韩风格的装扮，戴着厚厚的帽子，围着裘皮围巾，上身穿着短款皮衣，下身穿着超短裙外加长筒靴。从这一装扮表面上看挺洋气、够时髦，但就健康而言，人体最容易受寒的膝盖却赤裸裸地暴露在冷空气下。要知道，膝盖可是足三阴、足三阳经经过的要道，一般针灸膝关节以下的穴位时，针感很难通过膝关节向上传，这说明关节是经脉气血流注的节点，本身就不很畅通，更禁不起寒冷的刺激。阳虚体质者更应该意识到关节保暖的必要性。

有些阳虚体质者可能会说：冬季天气寒冷，保护关节是必需的，但夏天气候炎热，就不必多此一举了吧？夏季也是保护关节的重要时期，许多家庭电扇、空调24小时开着，在这种环境下生活，不做好关节保暖工作，可是要损伤健康的。所以，我提醒阳虚体质者，除非天气特别炎热，严重影响睡眠时，可使用风扇或空调，但注意不要对着关节部位吹。平时，还是少用或不用为妙。四季变换时，宜春捂，不宜秋冻。只要做到不伤阳气，不使阳气受损，即使水湿温化为痰湿，即便出了问题，也相对容易治疗。

许多朋友都有过这样的经历，加了一夜的班，第二天早上便出现了面容憔悴、精神疲惫的现象。这是因为，熬夜工作时，人们一般都会处于思考、查阅资料的状态，这些都要调动阳气来协助人体的一切行为，所以熬夜是最伤阳气的不良行为，特别是阳虚体质者，更应该避免。通常情况下，晚上超过十一点不睡即可归为熬夜范畴。

中医认为："动能生阳"，阳虚体质者应积极参加体育锻炼，无论室内运动还是室外运动，都对提升阳气有帮助。不过，在运动过程中，阳虚体质者需量力而为，以力所能及、感兴趣又方便为原则。只有这样，才能坚持下去。再好的运动不能持之以恒也是毫无意义的。除此之外，阳虚体质者还应多晒太阳，阳光的照射能令身体与自然直接接触，阳气自然会被调动起来进入肌表，行使卫外功能，特别值得一提的是，此法可增加机体的抗寒能力。由于阳虚体质者皮肤干燥、容易长斑，晒太阳前可做一些保护性措施，如涂抹防晒霜、选择太阳比较温和的时间段出门，如上午十点钟左右，下午三点以后。

顺应四时变化，保证人体阳气的正常生发

在前面的章节中，每种体质的论述中都能看到"顺时养生"这几个字，这一原则真的如此重要吗？《灵枢经·五乱》中记载："五行有序，四时有分，相顺则治，相逆则乱"，意思是说，五行有顺序，四季规律变化，顺应五行四季的变化则健康无恙，反之则会病体缠绵，可见顺时养生的重要性。古时候，人们讲究日出而作，日落而息，这种因天之序的养生规律就是中医一直强调的"天人合一"养生法。当然，"天人合一"并不

单单是日出而作、日落而息的作息规律，还要求人们根据四季变化合理调整生活、工作状态，以达到最佳的养生状态，特别是对阳虚体质来说，顺应四时变化，才能保护体内的阳气生发。那么，阳虚体质者该怎样做好四季养生呢？

春天是阳气生发的季节，要宣达春阳之气，养生的重点在于保护肝脏。就此，我给大家推荐一款味道鲜美、扶阳功效显著、适合春季食用的药膳，阳虚体质者闲暇时不妨一试。山药、桂圆炖兔肉：将400克兔肉清洗干净切块，入沸水中汆烫；将瘦猪肉150克洗净切块；再将山药50克、桂圆肉15克、生姜3片分别洗净。然后将处理好的所有材料一同放入锅中，加入1250毫升清水，隔水蒸3小时，肉烂后可适当加些调味料。此菜具有健脾益气、补肾益精的食疗作用，既能预防春日肝气过旺而伤脾，又可增强人体阳气。

夏季是人体内的阳气达到鼎盛的时期，新陈代谢更加旺盛，如果想达到气机通畅、宣泄自如的目的，就要表现出一种开怀的心态，重点是保护心脏，保护阳气。我为阳虚体质者推荐的药膳是——黄芪莲子粥：取黄芪10克，薏苡仁30克，一起入锅煮粥，待熟后再加入冰糖，拌匀即可食用。此粥具有温

调养体质一点通   阳虚的区分方法

阳虚的种类很多，如肾阳虚、心阳虚、脾阳虚等，究竟怎样才能区分开呢？中医认为，阳虚的种类虽然繁多，但将其区分开也不是什么难事，各种阳虚的主要症状表现不同。

肾阳虚的典型症状：舌质淡苔白、脉沉迟而弱、面色淡白、形寒肢冷、自汗、阳痿、不孕、带下清冷、头晕、耳鸣、小便清长、遗尿。

心阳虚的典型症状：舌淡且颜色紫暗、脉细弱或结代、畏寒肢冷、心胸憋闷、面色苍白或滞暗、心悸、气短。

脾阳虚的典型症状：舌淡、脉搏沉细迟弱、形寒肢冷、脘腹隐痛、喜温、食欲不振、面色萎黄、大便稀溏。

阳、祛湿、解暑的食疗作用。

秋天气候干燥、天气凉爽，阳虚体质者需做到保持阴气内守、内心平静、收敛神气以保护肺脏。我给阳虚体质者推荐的药膳为——榴莲桂圆炖瘦肉：取榴莲核15克，猪瘦肉100克，桂圆肉20克。将全部材料淘洗干净，放入砂锅中，加水煮炖，至肉烂熟即可食用。此方具有健脾益胃、增补人体阳气的食疗作用。

到了寒冷的冬天，理应固闭心志、早睡晚起、保养精神、保护肾脏。冬季是进补的最佳时节，阳虚体质者不妨多吃这款乌梅三豆杏仁汤：取乌梅15克，黑豆、绿豆、黄豆各20克，冰糖30克，杏仁10克。将上述所有材料（除冰糖外），淘洗干净后放入砂锅，加入水泡2个小时后，煎煮成汤，待汤熟时，加冰糖调味。温服，每日1剂，连服3天。冬天阳气不固之时，食用此汤，具有收敛阳气的作用。

避免阳虚体质，从孕前准备开始

上文提到过，备孕期以及女性怀孕过程中的身体状态，是决定胎儿出生后是否为阳虚体质的关键因素之一。虽然，有的胎儿出生后形成阳虚体质的偏颇无法改变，但是可以通过改变怀孕前、怀孕过程中的各项条件，使胎儿出生后形成阳虚体质的概率大大降低，这也是减少阳虚体质的手段之一。

从孕前准备期开始，准爸爸及准妈妈要做好一切准备，包括心理准备及身体准备，把心态调整好，避免将孕育宝宝当作一项任务，单纯性地为了完成某种任务，或者觉得孩子将会是个负担，等等。在这种心理状态下孕育出来的宝宝，健康状态肯定会受影响。所以，建议备孕期的男女，要本着一颗慈爱的心。真心真意地去创造生命，并以此为荣，且能从中体会到幸福，这才是孕育前的最佳心理状态。另外，备孕期男女双方的健康状态也是关键因素，就像种庄稼一样，有了好种子和肥沃的土地，庄稼才能高产。在此，我对准爸爸准妈妈提出几点建议：

第一，备孕期前3个月，夫妻双方均应远离烟酒、咖啡、各种抗生素。如果身体不适需到正规医院就诊，用药前需提前告知医生你准备怀孕。

第二，从备孕前3个月起，改变避孕措施，服用避孕药的女性必须停止用药，避孕药中的某些成分对胎儿有致畸作用。

第三，备孕前3个月开始，夫妻双方要调整饮食及作息习惯，食物以营养丰富为原则，不偏食不挑食，全方位摄取各种营养素。早睡早起，有些年轻男女有晚上泡吧的习惯，备孕前3个月必须克制，远离那些不良场所。

另外，还有些人喜欢晚上不睡、早上不起，这种习惯对备孕无益，必须改正。

第四，做好孕前检查，现在婚姻自由，婚前检查的力度也逐渐弱了下来，但为了孕育出健康的下一代，请务必重视孕前检查这一重要项目，以便发现问题及时解决。

怀孕期间，孕妈妈的饮食、睡眠等都要注意合理地调整。保证科学均衡的饮食和规律的作息，并且还要注意保持情绪稳定，不过喜、过怒、过悲。怀孕期间不可随便服用药物，若身体出现不适症状需及时与医生联系，选择最佳的治疗方法。特别是怀孕前3个月，胎儿正处于器官分化的关键时期，更不可随意用药，以免造成胎儿畸形。另外，还要注意减少房事。因为孕期有房事，会损耗肾精，肾精是给胎儿提供先天元气的。如果孕妈妈的肾精耗损，则会直接影响到胎儿先天的元气。所以孕期减少房事对于保胎养胎是很重要的。特别是孕早期3个月和孕晚期3个月，孕早期3个月胎儿尚不稳定，房事过于猛烈易造成流产，而孕晚期3个月，夫妻间进行房事容易诱发早产，而早产也是令宝宝形成阳虚体质的重要因素之一。

补阳四大关键穴位

人体的穴位可以说是我们身体的天然药库，蕴含着人体强大的自我调节能力。通过对这些穴位实施按摩、艾灸、拔罐等相关刺激，便能驱散病邪，补益五脏，改善人体的健康状态。这是老祖宗为我们留下的宝贵财富，也是中医的精髓所在。我要告诉大家，在养生保健、改善体质偏颇时，穴位刺激并不逊于中药方剂。下面，我就为阳虚体质者推荐几个补阳关键穴位，以供阳虚体质者居家自疗。

神阙穴

神阙穴,即肚脐,又名脐中,是人体任脉上的阳穴(图21)。命门为督脉上的阳穴,二穴前后相应,阴阳和合,是人体生命能源的所在,所以,古人也将二穴称为水火之官。神阙穴是先天真气的潜藏部位,也就是说,此穴位是蕴藏人体阳气的关键部位,与人体生命活动密切相关。所以,刺激神阙

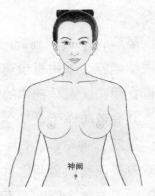

图21　神阙

穴便可以达到温阳的目的,阳虚体质者不妨常按此穴。不过,改善阳虚体质的最好方法莫过于艾灸神阙穴。具体方法是:在肚脐上铺些盐,取生姜一片,大小厚度如一元硬币,再刺穿几个孔,盖在盐上,将做好的圆锥形艾炷轻轻放在姜片上,点燃艾炷,烧完一炷再放一炷,直到肚脐里的盐又黄又湿,腹中产生细细的流水感为宜。同时再配合用热水泡脚,直至膝关节以下部位皮肤发热。几次下来,阳虚造成的不适症状便会有所改善。

气海穴

气海穴位于人体的下腹部,将肚脐与耻骨联合上方连成一线,将其分为10等份,肚脐下3/10的位置,即为此穴(图22)。更简便的方法是用同身寸量取,即气海穴在肚脐直下1.5寸,手的四指并拢,宽度是3寸,那么两指并拢的宽度就是1.5寸了。《铜人腧穴针灸图经》中记载:"气海者,是男子生气之海也。"具有培补元气、益肾固精、补益回阳、延年益寿的作用。阳虚体质者常刺激气海穴对改善不适症状有相当大的裨益。气海穴的刺激方法以艾灸为主,具体方法为:将艾条点燃后,在距气海穴约3厘米处施灸,如局部有温热舒适的感觉,即固定不动,可随热感随时调整距离,不要烫伤皮肤。每次灸10~15分钟,以灸至局部皮肤稍有红晕为度,隔日或3日1次,每月10次。

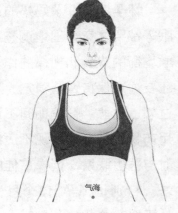

图22　气海

申脉穴

申脉穴是足太阳膀胱经上的一个重要穴位，常按此穴既能散除体内寒邪，又能使阳气通达申脉穴。申脉穴的取穴法很简单，在外踝尖下凹陷处（图23）。大家不妨在秋冬交替的季节，或是温差变化较大的季节，用艾条灸申

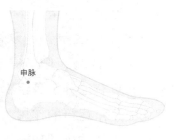

图23　申脉

脉穴（具体操作方法同艾灸关元穴即可），既可预防流感，还可以增强人体的阳气，提高机体免疫力，对养生保健很有益处，尤其是阳气虚弱的老人或者体质偏寒的人更应经常地灸一灸此穴。

关元穴

关元穴位于肚脐直下3寸处，也就是手的四指并拢的宽度（图24）。中医认为，关元穴具有培元固本、补益下焦的作用，凡元气亏损均可对其加以刺激。阳虚体质者，既可采取温灸的方法也可施以按摩，都可达到强肾壮阳，增强男子性功能的作用。具体方法是：温和灸，用扶阳罐每天灸3～5分钟，建议长期坚持使用，效果显著。按摩时采取震颤法效果最佳，震颤法是指将双手交叉重叠置于关元穴上，稍加压力，然后双手快速、小幅度地上下震动。操作不分时间地点，随时可做。注意不可以过度用力，按揉时只要局部有酸胀感即可。

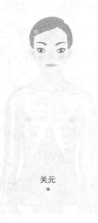

图24　关元

常练提肛运动，改善阳虚体质

现如今，减肥是一个热门话题，琳琅满目的减肥药、各色各样的减肥器材等，深深吸引着减肥者。虽然许多人都期盼拥有一副窈窕曼妙的身材，但是减肥不可盲目而为。中医认为：十胖九个虚，减肥要先扶阳气，这样才能达到减肥的目的。

"阳虚为什么会导致肥胖？"其实道理很简单，许多人都有过这样的经历。年轻时人体的阳气正旺，即便是阳虚体质者年轻的时候也不容易发

胖，一旦步入中年，体内的阳气逐渐衰减，"发福"的现象随之而来。中医认为，阳气是生命的根本，它具有温养全身组织、维护脏腑功能正常运行的作用，倘若阳气不足，人体的生理功能下降，新陈代谢随之减慢，体内的脂肪代谢减缓，脂肪堆积在体内，肥胖就此而生。所以，肥胖是阳虚的一种体征表现，要想达到减肥的目的，最好的办法就是补阳，而常做提肛运动便是补阳的最佳手段。这个消息对于很多肥胖者来说是一个福音，再也不必承受吃减肥药带来的痛苦了。

提肛运动究竟要如何练习呢？此运动对姿势的要求并不严格，可按照个人喜好选择一个舒适轻松的姿势，全身放松，将注意力全部集中在会阴肛门处。收缩腹部、臀部和盆腔底部肌肉，随着呼吸将肛门一紧一松，一提一放。吸气时肛门收缩上提，呼气时放松。要想令此运动的功效发挥到最大，必须将动作与呼吸完美地结合起来，第一次可能掌握不好呼吸与运动的快慢，不要着急，多练习几次就能完全掌握了。

提肛运动为什么能达到减肥的目的呢？人体气机不过是一升一降，一呼一吸。如果能配合提肛动作，气机升降的幅度会更大，气血会通畅地流遍全身。这样一来，便达到了气血平衡、升降平衡、脏器平衡的目的了，人体的阳气也就越发旺盛了。另外，提肛的同时，配合腹部一收一张，腹部肌肉得到强化，体内的热量消耗增多，自然可以达到减肥目的了。

提肛运动不分时间、不强调次数、不受场地限制，只要有时间便可练习一下。早晨起床前以及晚上临睡前躺在床上练习几次，对提升元气有莫大的好处；干完重体力活后练习一下，可以保护元气不外泄；大小便以及性生活后练习几次，可固护元气，起到升提固脱的作用。此方法不仅具有减肥的作用，还可以提升中气，调理五脏，对各种脏腑下垂的疾病都具有辅助治疗作用。如胃下垂、子宫下垂等，常练习此法都可取得不错的效果。另外，此法对预防和治疗前列腺疾病有帮助，如患有前列腺炎、前列腺肥大、尿失禁、小便不畅、遗精的患者，不妨坚持练习一段时间，不适症状会有所改善。

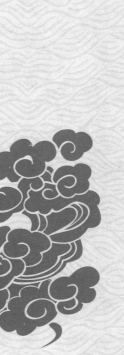

第七章

气郁体质，疏肝解郁是关键

气郁体质自我检测

有些人经常为了一点小事儿发脾气，且一发不可收拾，非要闹得全家不宁，才善罢甘休，这些人常怀疑自己是否生病了？是否属于气郁体质？下面的小测试能回答你的问题。

近1年内的身体感受	答案
1.是否经常情绪低落，感到闷闷不乐、悲痛欲绝，或为了某件不如意的事，而出现悲观失望的感觉，且不良情绪可持续半个月以上？	是〇 否〇
2.是否容易发愁、伤感、感情非常脆弱、敏感多疑、主观臆断严重，经常一副心事重重的样子，哪怕身边一件很小的事情都能影响心情，经常无缘无故地感到委屈，有种想哭的感觉，或者说不出什么原因，突然间会担心很多事情？	是〇 否〇
3.是否经常无缘无故地叹气，且有喘不过气来的感觉？	是〇 否〇
4.是否常出现胃脘胀满、疼痛、食欲不振、饭后反胃、胃部泛酸的现象？	是〇 否〇
5.是否出现形体消瘦的现象？	是〇 否〇
6.是否经常发脾气，容易因为一些小事情生气，或者容易激动，常忍住不发火？	是〇 否〇
7.两胁部是否常出现疼痛的感觉，女性出现月经失调的现象？	是〇 否〇
8.是否容易感到精神紧张，总有焦虑不安、坐卧不宁的现象出现？	是〇 否〇

9.是否经常感到害怕、孤独，或者容易受到惊吓？ 是〇 否〇

10.是否总感觉咽喉部有异物，吐不出来，又咽不下去？ 是〇 否〇

11.是否出现睡眠质量不佳的现象，如晚上难以入睡，早上很早醒来，且醒来后不易继续入睡，或睡眠较轻，稍有动静就能察觉，或稍有不顺心的事就彻夜难眠，或整夜做梦，醒来时觉得很累？ 是〇 否〇

12.是否经常有脸色灰暗的现象，如皮肤没有光泽、血色，面色呈黯黄、蜡黄、灰黄、枯黄等？ 是〇 否〇

13.是否每遇到天气不好的时候，特别是阴雨绵绵的季节，情绪就会有不同程度的变化，总感觉无所适从、心情压抑、情绪低落？ 是〇 否〇

14.是否有偏头痛的问题，特别是感到苦闷、忧伤、生气、精神紧张、焦虑等情绪变化较大的时候？ 是〇 否〇

测试结果：如果在1年之中，以上14道测试题，你有9种以上的切身感受，基本可以判定你属于气郁体质。

什么是气郁体质

"气"是推动血液流遍全身各个角落的动力，"气"足才能保证血液流通畅通无阻，不发生血液瘀滞。在人体内，气的基本运动形式是升降出入，简单理解就是使清气上升，浊气下降，阳气散发，阴精收藏。这个过

程中，一定要保证气机顺畅，才能周身同泰。

那么，怎样来理解气郁体质呢？其实非常简单，读者朋友们可以试想一下，当你因为某件不顺心的事，心里堵了一口气，理不通、气不顺且发泄不出来时是什么感觉呢？从生理感受上来讲，会出现胸闷心烦、郁郁寡欢、生闷气。从病理上来看，会出现胃脘、胸腹、肋胁、乳房胀痛。简单来讲，人的七情变化，即喜、怒、忧、思、悲、恐、惊七种心理活动，会影响到五脏六腑的气血阴阳平衡。

有些读者朋友可能会问了：肺主呼吸，气郁体质是不是调理好肺脏功能就能恢复健康呢？这种认识有些偏隘了，气郁体质者的肺脏并没有出故障，而是五脏六腑的阴阳气血失衡，使肝脏的疏泄条达功能相对不足。中医讲，肝为"将军之官"，指挥全身的气机运行畅通无阻，这就叫作"疏泄条达"，所以，气郁体质者改善体质要从调理肝脏功能入手。平时可常吃具有疏肝理气的食物，如萝卜、山楂、佛手等。同时还要注意自我情绪的疏导。

平时，我们经常看到许多人，无论男女老幼动不动就叹气，大家可能会开玩笑地说上一句：老张，有什么事解决不了，总是长吁短叹的。老张也会莫名其妙地回上一句：习惯了，这毛病改不了了。外行人看表象，内行人看本质，从中医角度来讲，经常不自主叹息的人，体内气息不畅，"善太息"就是本能地通过叹气来调气，让气顺一些，身体就顺畅许多。

气郁体质的特点

气郁体质者从外形上来看，形体消瘦。从其表现上来看，经常出现情绪低落、闷闷不乐的现象，一点点小事就能令气郁体质者感到紧张，就此而焦虑不安、多愁善感，感情非常脆弱，容易感到害怕或受到惊吓。常会感到两肋胁及乳房处胀痛，胸闷气短，总感觉一口气堵在心口处，常无缘无故地叹气。睡眠问题比较严重，失眠也是家常便饭。咽喉部总会感觉有异物，咽不下去也吐不出来。

气郁体质是怎样形成的

先天禀赋是气郁体质形成的基础，后天情志失调是气郁体质形成的外在条件。

据一项调查研究发现，父母性格开朗、活泼大方、遇事沉稳、乐观向上、善于表达，生出来的孩子也会兼具以上全部或部分优点，不容易出现气郁体质。相反，父母性格内向、遇事爱钻牛角尖、动不动就发火、有事往心里装等，生出的孩子大多会出现以上全部或几个缺点。有些孩子可能刚开始没有明显的气郁表现，但其抗打击能力相对较差，突然遭受到一个强烈的精神刺激，比如亲人去世、受到惊吓、压力过大、思虑过度等，这些不良因素慢慢侵蚀思想和情绪，就会点燃气郁体质潜伏在体内的火星，一下子爆发出来，从而诱发或加重了气郁体质的程度。

气郁体质的生活调养原则

改善气郁体质的明星药食

香菜（芫荽）

性味归经

性温，味辛，归肺、脾经。

食疗功效

《本草纲目》中说："胡荽，辛温香窜，内通心脾，外达四肢，能辟一切不正之气。"意思是说，香菜具有补脏腑、行气通经的作用，能去除人体内所有的邪气。

食疗方

香菜粥：取鲜香菜、粳米各50克，红糖适量。将粳米放入锅中，加入500毫升清水煮成稀粥，粥将熟时，加入香菜和红糖，趁热服用。此粥适用于气郁体质导致的胃痛、吐酸水患者食用。

佛手瓜

性味归经

性温，味辛、苦，归肝、脾、胃、肺经。

食疗功效

佛手瓜具有疏肝解郁、理气和中、燥湿化痰的食疗作用。可用于辅助治疗肝气郁结之胁痛、胸闷。是气郁体质者的最佳保养食品。

食疗方

佛手粳米粥：取佛手瓜15克，粳米100克，冰糖适量。将佛手瓜洗净切成片，装入洁净的纱布袋中，扎紧袋口。将粳米洗净，加水适量煮粥，至粥八成熟时，放入纱布袋，再煮约15分钟，用冰糖调味，去纱布袋，喝粥即可。温服，每日2次。此粥可行气止痛、疏肝养胃。

金橘

性味归经

性微温，味甘、酸、辛，归肺、胃、肝经。

食疗功效

金橘有理气解郁、消食醒脾、化痰止渴、养神止痛的食疗功效。是气郁体质者最佳的滋补食品。

食疗方

金橘红茶汤：将金橘洗净对切成两半，并将其汁液挤入红茶汤中。挤过的金橘也放入红茶中，兑入适量蜂蜜，搅拌均匀后即可饮用。此方有养肝解郁、消暑止渴、清热润燥、健脾养胃、提神解乏的食疗功效。气郁体质者若有食欲不振、烦躁胸闷、胃气不和、嗳气、健忘、失眠等不适时宜饮用。

陈皮

性味归经

性温，味辛、苦，归脾、肺经。

食疗功效

陈皮具有理气健脾、燥湿化痰、利水通便的功效，可用于治疗脾胃不和、胸脘胀满、食少吐泻、痰湿阻肺、咳嗽痰多、胸膈满闷、头目眩晕等症。

食疗方

陈皮酒：取陈皮50克浸泡在500毫升白酒中，7天后即可饮用。每次1小杯，每日2次。此方可用于消化不良。

薄荷

性味归经

性凉，味辛，归肺、肝经。

薄荷有疏散风热、清利头目、利咽喉、理气的功效。

食疗方

薄荷茶：取3~6克薄荷叶，用开水冲泡代茶饮。此茶可疏散风热、清头目、利咽喉、祛风透疹、疏肝解郁。

柴胡

性味归经

性微寒，味苦、辛，归肝、胆经。

食疗功效

柴胡具有透表泄热、疏肝解郁、升举阳气的作用。可用于治疗肝郁气滞、胸胁胀痛、脱肛、子宫脱垂、月经失调等。

食疗方

柴胡疏肝粥：取柴胡、白芍、香附子、枳壳、川芎、甘草、麦芽各10克，粳米100克，白糖适量。将七味药煎取浓汁，去渣，粳米淘洗干净与药汁一同煮粥，粥熟后，用白糖调味即可。每日2次，温服。此粥可疏肝解郁、理气宽中。

香橼

性味归经

性温，味辛、苦，酸，归肝、脾、肺经。

食疗功效

具有疏肝理气、宽中、化痰的作用，是气郁体质者的首选中药。

食疗方

香橼浆：取新鲜香橼2个，切碎，与适量的麦芽糖一同放入带盖的碗中，隔水蒸至香橼熟烂为止。此方可理气宽胸，养心宁神。适宜于因心气不足、气阻痰扰而引起的胸痹、胸中窒塞、时而作痛、痰水较多等。

薤白

性味归经

性温，味辛、苦，归肺、胃、大肠经。

食疗功效

具有通阳散结、行气导滞的作用，可用于治疗胸痹胸痛、泻痢里急后重。

食疗方

薤白汁：取新鲜薤白100克，捣烂，绞汁顿服。此方可用于治疗胸痹疼痛、脘腹胀痛。

荔枝核

性味归经

性温，味甘、涩，归肝、胃经。

食疗功效

具有行气止痛、祛寒散滞的作用，可用于治疗寒疝腹痛、睾丸肿痛、胃脘疼痛、经前腹痛等症。

食疗方

荔枝核蜂蜜饮：取荔枝核30克，敲碎后放入砂锅，加清水浸泡片刻，煮30分钟，去渣取汁，调入适量蜂蜜，搅匀后饮用，早晚各服1次。此方能理气、利湿、止痛。

少量饮酒，行气和血

在大多数人心目中，要想健康长寿就得远离烟酒，吸烟有害健康这一点就不用说了，最好不要沾染，但对于酒的饮用还要因情况而定。对于体内有寒气、有瘀滞的人来说，少量饮酒不但不会损害健康，反而可达到疏通经脉、行气和血、温阳驱寒、疏肝解郁的作用。

饮酒虽然具备一定的保健功效，但必须要讲究方法，特别是气郁体质者更要多加注意。有些气郁体质者，情绪波动较大，稍遇不顺心的事就乱发脾气、情绪激动，因此便"借酒消愁"，这种饮酒方式要不得。通常情况下，人在情绪不佳状态下饮酒，不但达不到保健的目的，反而会令大量的酒精进入体内，加重肝脏的负担。我上面已经说过，气郁体质者，肝脏的疏泄条达功能不足，如果再分出一部分精力来处理酒精，肝脏的负担会更重，不但不能改善气郁体质，反而会加重气郁的不适症状。所以，建议气郁体质者要懂得"酒入愁肠愁更愁"的道理。出于健康考虑，每天可适量饮酒，最多不能超过50毫升，一杯酒是药，三杯酒是毒的道理务必谨记。

除此之外，饮酒的同时还要搭配适量的下酒菜，例如，新鲜蔬菜、鱼、瘦肉、蛋类等是必不可少的。饮酒的时间也要把握得恰到好处。一般情况下，下午2点以后饮酒效果最佳。

现如今，为了适应广大消费者的要求，酒水市场也在不断地变化，各式各样的酒层出不穷，什么保健酒、什么威士忌等，对于气郁体质者来说，并非所有的酒都对健康有益，这就要求大家选择适合自己的酒类，如米酒、红酒等，避免饮用啤酒、烈性白酒。

气郁体质者的饮食原则

对于气郁体质者来说，饮食是一大关口，调理好饮食就能疏解肝气，改善气郁体质。那么，气郁体质者要遵守哪些饮食原则呢？以下几点，谨供读者朋友参考：

第一，饮食宜清淡。中医认为，气郁容易生内热，会出现心烦易怒、口干舌燥的症状，所以应多吃具有疏散作用的清淡食物。避免选择温热、油腻之品。

第二，多吃五谷杂粮。气郁体质的人应选用具有理气解郁、调理脾胃功能的食物，如小麦、荞麦、大麦、高粱、秫米等。

第三，科学选择肉食。气郁体质的人大多数体型偏瘦，所以可适当吃些肉类滋补身体，但并非所有肉类都适合气郁体质者食用。由于气郁时间长了会生内热，所以最好选择平性或偏凉的肉类，如猪肉、驴肉、兔肉、鹅肉、鸭肉、甲鱼、海参、牡蛎等。

第四，选择适合自己的蔬菜。气郁体质的人，可多选择一些有行气、解郁、消食作用的蔬菜，如萝卜、香菇、蘑菇、西红柿、洋葱、香菜、黄花菜、佛手瓜、海带等。在这里我向气郁体质者推荐香菜，具体缘由我在上文已经解释过了，这里不再赘述。

第五，选择适合自己的水果。其实选择水果的原则与蔬菜如出一辙，需选那些具有理气解郁、消食醒脾、化痰除湿功效的品种。在这里我向大家首推金橘和山楂，由于金橘上文已经介绍过了，此处就不再细说。但山楂的神奇妙用，还是值得详谈一番的。

山楂在日常生活中非常常见，物美价廉，食用及药用价值颇高，是很常用的中药。其性微温，味酸、甘，入脾、胃、肝三经。《本草经疏》中说："山楂，长于化饮食，健脾胃，行结气，消瘀血。"意思是说，山楂的主要作用在于健胃消食、行气散结、活血化瘀。不仅可单独食用，也可与多种食材搭配食用，疗效十分显著。《医学衷中参西录》中说，山楂和味甜的食物或药物同吃，则药性平和，可活血化瘀而不对新血造成损伤，解郁滞之气而不损伤正气。因此，气郁体质者不妨常用山楂烹制药膳，对改善气郁体质很有帮助。

学会发泄不良情绪

中医讲，过度忧思会使脾胃不运、消化不良，会出现腹部胀满、食欲不振、经常叹气、大便不畅等问题。那么如何来解除忧思呢？适当发泄是不二法则。下面我给气郁体质者提供几种发泄不良情绪的方法，希望对你能有所帮助。

第一，找亲戚朋友一吐为快

幸福可以与人分享，不良情绪同样可以与亲人分担。当遇到令自己不开心的事情时，不妨找亲戚朋友诉说一番，不良情绪会得到缓解，甚至在亲人或朋友的解说下烟消云散。大家要明白一个道理，你并不是孤家寡人，就算没有亲戚朋友在身边，也可以向心理医生求助，不良情绪同样会得到宣泄，心情也会好起来。

第二，哭是女人的法宝

人们常说"女人是水做的"，实际上是形容女人爱哭，女人的情绪变化无常，常为了一点小事而哭红了眼。其实，这是一种好现象，是宣泄不良情绪的一种方法。所以女人心理问题比较少，承受能力比较强。男人受传统文化影响，有泪不轻弹，结果压抑起来，问题比较严重。

第三，找个空旷地方，大声宣泄

我经常鼓励气郁体质者去爬山，一是为了锻炼身体；二是让自己彻底融入自然；三是最终目的——对着空旷的环境把心中的不良情绪大声地喊出来。这样做能够把积压在心里多时的烦心事释放出来，是一种很有效的情绪宣泄法。

第四，听音乐

音乐是一个多功能的处方。当你烦得快要不行的时候，不妨买上一盒带有海浪拍岸声或热带丛林背景音乐的CD，选择一个相对宁静的环境，闭目倾听，一切烦躁、忧郁都会随着曼妙的音乐烟消云散。

第五，唱出烦恼忧愁

有心人会发现这样一个现象：在许多大都市里，卡拉OK逐渐盛行。

其实，这个行业源自日本，被日本人视作减压的一种工具。但随着我国经济发展的加快，人们的压力日趋增大，卡拉OK在中国也成了热门行业。所以，我建议气郁体质者，遇到难解决的问题且影响到情绪时，不妨去卡拉OK高歌几曲，不良情绪会被好心情所取代，调节情绪的目的也便达到了。有些朋友可能会说："我五音不全，不敢唱歌。"其实，这种担忧有些自找麻烦的感觉了，要知道唱歌的目的是为了发泄情绪，而非艺术表演，不必在意自己唱得好与坏，达到宣泄的目的就可以了。

第六，偶尔放松一次

许多人，特别是女性，不仅要应付工作中的种种事宜，还要包揽家务及丈夫孩子的生活琐事，每天显得十分忙碌，心情也会被生活中的小事所干扰。我建议这类人，不妨偶尔放纵一次，例如，周末睡个懒觉，把每天七点钟起床做早餐的惯例交给丈夫，或者周末的时候约上几个朋友去逛街，请个小时工帮你干家务活，等等，这些都是发泄的一种方式。

第七，对抗运动，可发泄情绪

运动可以发泄情绪，特别是对抗运动，更能令不良情绪一扫而光。平时，可以买个沙袋来打，效果非常好。

第八，把不良情绪写出来

书写能够发泄不良情绪，大家对此可能不太理解，其实书写是一种文明、高级、理性的情绪发泄方式。当心情不好时，可以信手涂鸦、写日记、写博客等，都具有发泄的功效。其实，此方法并非现代人所创，早在古时候，人们就已经认识到此法的妙处了，例如，大诗人李白常以诗歌当作宣泄情绪的手段，并乐此不疲地创造了许多经典之作。

其实，宣泄情绪的方法不胜枚举，以上八条是日常生活中比较实用的，也是效果相对好些的，气郁体质者情绪波动较大时，可以任选其中一两种来释放内心的压力，摆脱不良情绪。

凡事想开些

气郁体质者最忌七情困扰，遇到不顺心的事，郁郁寡欢，持续不解。其实，人活一世不要太过于计较，凡事想开些。倘若神经过分敏感，容易被七情所伤，不良情绪得不到及时的宣泄，又憋在心里，最容易伤及内脏，人的体质便会发生变化，先是气郁，进而便是血瘀、痰湿。这三种体质混合出现，肿瘤、高血压、冠心病、动脉粥样硬化、胃病、月经失调等的发病率会大幅度提高。

所以，我平时遇到这类病人时，总劝解他们不要太过敏感，不要计较太多。凡事想得开也是一种能力，说起来容易做起来难。从心理学角度来分析，心胸开朗可分为两种情况：第一种是先天性"神经迟钝"，有的人从生下来就十分平和，不过分追求名利、地位、权势，对他人的嫉妒、讽刺、打击也不往心里去，无论对人还是对事总能保持一副平常心，乐观地接受一切结果；第二种是后天养成的"神经迟钝"，比如一个人饱经世事磨炼，经历了过多的感情挫伤，而后看透了一切，能淡定地面对生活中的一切挫折。

在中医的养生观中，养神被放在第一位，神的调节不好，内脏就要受到牵连，健康状态自然会大打折扣。有些人为了追求健康，将大把的金钱和精力耗费在保养品上，却忽略了德行修为和性格修养，最终仍会受各种疾病的折磨。

说到了此处，我要拿出个案例与大家分享。老张和老王是一对老棋友，老张性情平稳遇事不急不躁，老王性子急躁。一天二人一起下棋，老王一步棋走错想要反悔，老张自然不同意，二人就此争执了起来，老王转身离开了，老张也觉得没趣就遛鸟去了。结果不到1个小时的工夫，一辆120急救车停在了老王家楼下，老张赶忙上去问清缘由，原来老王因为下棋的事耿耿于怀，心里憋了一口气，结果导致心脏病突然发作，好在被及时发现，没有生命危险。

看到这个案例，大家可能会说："为了一步棋至于吗？"是啊，就为了这么一点小事，差点闹出人命，确实不划算。俗话说得好："旁观者清"，但深陷棋局的两个人却看不透这点，才造成了这场事故。倘若，大家无论做什么事情都能冷静地面对问题，以大肚能容的心态处理问题，一切问题将不再难解，情绪也不会失控，健康自然就有了保障。

改善气郁体质的四大穴位

膻中穴

此穴位于身体前正中线，两乳头连线的中点处。膻中穴是心包经经气聚集之处，是气会穴（宗气聚集之处），具有理气活血通络、宽胸、止咳平喘的作用。现代医学研究证实，刺激该穴可有效治疗各类"气"病，包括呼吸系统、循环系统、消化系统病症，如哮喘、胸闷、心悸、心烦、心绞痛等。

到医院接受过治疗的患者可能能体会到，当医生用针灸刺激到膻中穴时，会自觉腹内有气体流动，胸部倍加舒畅，有的人还能听到肠鸣音。其实，平时居家自我按摩，也能达到这样的效果。按揉膻中穴时，需将四指并拢，用指腹部按顺时针方向环形按揉此穴，每天按揉100下。

期门穴

期门穴位于胸部，当乳头直下，第6肋间隙，前正中线旁开4寸处（图25）。期门穴。有疏肝解郁、理气活血的作用，能够治疗因为情绪不佳引起的胸胁刺痛、憋闷等症。

按摩时，可采用揉法和推法，用中指指端按揉该穴，每日100次。

消泺穴

此穴位于人体的臂外侧，当清冷渊穴与臑会穴连线中点处（图26）。是三焦经上的重要穴位。从字面意思上解释：消，溶解、消耗的意思；泺，水名，指湖泊。经常按摩这个穴位，既可以治疗气郁胸闷，还具有减肥的效果。

按摩时，可取坐姿，双手自然下垂，将左手置于右手上臂中间部位，再将右手置于左手臂上臂中间部位，双手四指同时向手臂施压，中指所触

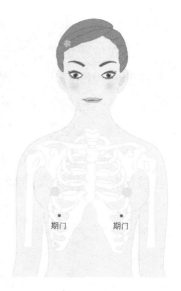

图25　期门

113

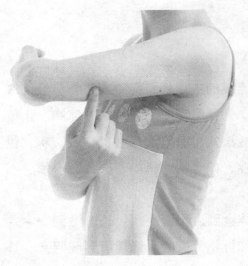

图26　消泺

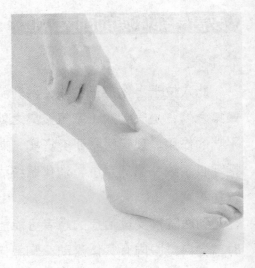

图27　解溪

之处即为此穴，按压时需掌握一定的力度，一压一松，多次反复按压，每次3分钟。

解溪穴

此穴位于足背踝关节横纹的中点，两筋之间的凹陷处，是足阳明胃经上的要穴（图27）。从穴位的命名来看：解，散的意思；溪，地面流行的经水。具有舒筋活络、清胃化痰、镇惊安神的作用，气郁体质者大多伴有睡眠不佳、失眠等症，常按此穴可有效改善睡眠问题。

按摩时，取坐位，找准穴位后，用中指指腹向下用力按压，每天早晚各按压1次，每次大约3分钟。

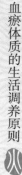

第八章

血瘀体质，活血化瘀改善瘀斑不绝

八

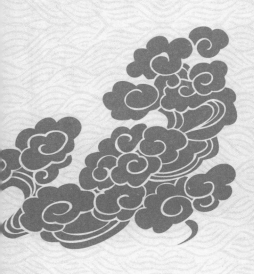

血瘀体质自我检测

"我是血瘀体质吗？"许多读者朋友会向我提出这个问题。下面我给大家推荐一个小测试，测一下便可知道你是不是血瘀体质？

近1年内的身体感受	答案
1.是否有头发容易脱落、干枯、分叉，或皮肤干燥、易起皱纹的现象？	是〇 否〇
2.鼻子是否容易出血，或轻微碰撞后就会出血，秋冬季节尤其严重？	是〇 否〇
3.身体是否稍有磕碰就会出现紫斑，或者莫名其妙地出现青紫？	是〇 否〇
4.是否经常出现牙龈红肿、牙龈出血的现象，如火气大时流血，或者刷牙时出血，或者睡觉时就会流血？	是〇 否〇
5.舌头颜色是否偏紫或暗红，或者有瘀点，舌头下面的脉络颜色紫暗？	是〇 否〇
6.是否出现记忆力差，刚刚做过的事情转眼就忘记了，工作、学习效率非常差？	是〇 否〇
7.两颧部是否有细微红丝	是〇 否〇
8.面色是否晦暗，且容易出现褐斑？	是〇 否〇
9.是否有痛经问题，或经血中变多凝血块，或经色紫黑有块？	是〇 否〇
10.是否有黑眼圈常伴左右？	是〇 否〇
11.口唇的颜色是否发紫？	是〇 否〇

什么是血瘀体质

所谓的血瘀体质，就是指血液流通不顺畅，血液流动的速度有些缓慢甚至有点淤滞，但又达不到致病的程度。换个角度来说，血液是运行于机体脉络中的红色液体，是维持人体正常生命活动的物质基础，脉络则是血液流通的通道。正常情况下，血靠气的推动，在脉络中畅通运行，将营养物质输送到身体的各个部位，确保机体正常运转。倘若，血液的运行过程中偏离了脉络之外，就成了"离经之血"，便失去了原有的作用。举个例子来说，就像河流被沉积的淤泥堵塞了，河水不能正常流通，某个地方就会变得极为贫瘠，甚至寸草不生。久而久之，淤泥越积越多，水流虽然少了，但还是会不停地在此处经过，由于原有的空间小了，血液必须另找出路，开辟新的途径，于是就出现了"离经之血"。而失去营养作用的"离经之血"只会越积越多，并加重局部的堵塞状况，如此便形成了恶性循环，血瘀体质也就此形成了。

血瘀体质的特点

血瘀体质最容易患各种以疼痛为主要表现的疾病，且病痛缠绵不休、位置固定，疼痛的方式多样，既有刺痛又有憋痛，如头痛、痛经、胃痛等，若血液瘀滞时间过长，还易出现肿瘤包快，如各种良性及恶性肿瘤。另外，血瘀体质也是爱美人士最头痛的问题，一旦体内的血液循环出现故障，随之而来的即是面色黯淡、面生色斑、黑眼圈不绝。中医强调"通则

117

不痛，痛则不通"，要想改善血瘀体质，最关键的在于改善新陈代谢，加快血液循环，消除血液淤积问题。

血瘀体质是怎样形成的

血瘀体质的形成与先天禀赋及后天影响关系重大。若父母双方或一方是血瘀体质，生下的孩子拥有血瘀体质的可能性就非常大。

再从后天环境的角度来看，促成血瘀体质的主要原因有三点。第一，长期忧愁、抑郁，除了气郁体质受这方面影响以外，血瘀体质的形成也与此有关。因为气与血的关系是相互依存的，气行则血行，气滞则血瘀。第二，严重的跌打创伤，有些人有过严重的跌打创伤后，体内的瘀血长时间不能消散，久而久之也会形成血瘀体质。当然，这里所说的跌打创伤，是指对身体伤害较重的创伤，而非日常的小磕碰。第三，大病久病。中医认为"久病入络""久病致瘀"，凡是病情缠绵、久治不愈的疾病，基本上都会令体内的毛细血管出现微循环障碍，长时间不加调理，势必会形成血瘀体质。除了这三点致病因素以外，日常的饮食、生活习惯等也对血瘀体质的形成有一定的影响。

血瘀体质的生活调养原则

改善血瘀体质的明星药食

黑豆

性味归经

性温，味甘，归脾、胃、肝经。

食疗功效

黑豆有利水、消胀、下气、清风热、活血、解毒的食疗功效，常食可预防疾病。

醋泡黑豆：取适量黑豆放入平底锅中，用中火炒5分钟，待豆皮迸裂开后，转用小火炒5分钟，注意不要炒焦。出锅凉凉后，放入玻璃瓶中，倒入陈醋直至将黑豆全部浸没，浸泡2小时即可食用。此方有益肝补肾、散瘀止血、解毒、消食开胃、降压降脂、减肥、美容护肤、消褪色斑的食疗功效。

茄子

性味归经

性凉，味甘，入脾、胃、大肠经。

食疗功效

茄子具有清热宽肠、散血止血、消肿止痛的食疗功效，常用于辅助治疗热毒痈疮、皮肤溃疡、口舌生疮、痔疮下血、便血、衄血等症。是血瘀体质者的最佳养生食材。

食疗方

茄子散：取老黄茄子1个，切成厚片，焙干研为细末，每次用2~3克，温酒调服。此方适用于跌打损伤造成的青紫肿痛。

油菜

性味归经

性凉，味甘，归肝、脾、肺经。

食疗功效

油菜具有活血化瘀、解毒消肿、宽肠通便的食疗作用。

食疗方

凉拌油菜：取嫩油菜200克，洗净，将梗叶分开，切成4厘米左右的长段，入沸水中煮熟，捞出沥干，装盘。加入香油、盐拌匀即可食用。此食疗方可活血化瘀、宽肠通便、降血糖、降血脂。患高脂血症、便秘的血瘀体质者可经常食用。

玫瑰花

性味归经

甘、微苦，温。归肝、脾经。

食疗功效

行气解郁、活血、止痛。可用于气滞胃痛，食少呕恶，月经不调，跌仆伤痛等病症的治疗。

食疗方

取玫瑰花8朵，将玫瑰花放入开水杯中泡半分钟，将水倒掉，再加入开水冲泡，随后即可饮用。血瘀体质者可频饮此茶。

山楂

性微温，味酸、甘，归脾、胃、肝经。

食疗功效

山楂具有健胃消食、化滞消积、活血散瘀的作用，可用于治疗消化不良、高血压、高脂血症、闭经、痛经等症。是改善血瘀体质的最佳食物。

食疗方

山楂决明子饮：取山楂30克，炒决明子20克，加水煎汤服。现代医学研究证实，本品能扩张血管，增加冠状动脉血流量，降低血压，降低血清胆固醇，强心和收缩子宫。

益母草

性味归经

性微寒，味苦、辛，归肝、心、膀胱经。

食疗功效

具有活血调经、利尿消肿的作用，可用于治疗月经失调、闭经、痛经、尿血、水肿等症。

食疗方

益母草黑豆煎：取益母草、黑豆、红糖各30克，黄酒30毫升，加水适量，炖煮至熟，去渣取汁，连服1周，可治疗血瘀型闭经。

红花

性味归经

性温，味辛，归肝、心经。

食疗功效

红花具有活血通经、消肿止痛的作用，可用于治疗闭经、痛经，产后瘀阻腹痛、跌打损伤等症。

食疗方

红花益母草糖水：取红花3克，益母草15克，红糖20克，先煎前两味，去渣取汁50毫升，加入红糖服用。此方可辅助治疗产后瘀血不尽导致的腹痛及瘀阻型痛经。

丹参

性味归经

性微寒，味苦，归心、心包、肝经。

食疗功效

丹参具有活血祛瘀、安神除烦的作用，可用于治疗月经失调、闭经、宫外孕、肝脾肿大、心绞痛等症。

食疗方

丹参茶：取丹参6克，切成片，用开水冲泡，代茶饮，每日

1～2次。本方对辅助治疗心烦失眠、冠心病等症有极好的作用。

三七

性味归经

性温，味甘、微苦，归肝、胃、大肠经。

食疗功效

三七具有化瘀止血、消肿止痛的作用。可用于各种出血症状。

食疗方

三七蒸蟹：取三七片10克，与1只处理干净的螃蟹一同入锅，小火炖至蟹肉熟烂时，喝汤吃蟹肉即可。此方可清热散血，舒筋活血。对跌打损伤、瘀滞肿痛的人有较好的辅助治疗作用。

吃掉黄褐斑

看到这个标题有些读者可能会发出疑问了："黄褐斑怎么会与血瘀体质扯上关系？"不用怀疑，这确实是事实。肝郁气滞，气滞会出现血瘀，肝气不条达，人的火气旺、易怒，消耗肝肾精血，进而导致肾阴不足，肾水不上承，精血不足，脉络空虚、瘀阻便可发为黄褐斑。

虽然黄褐斑发病于体表，但病根在体内，与肝、脾、肾关系密切。气滞血瘀、肝肾阴虚是黄褐斑的基本证型。在我的临床治疗中，如遇到血瘀体质导致的黄褐斑患者时，在常规诊治的基础上，我还会附加一款当归三七乌鸡汤，目的是从根本上改善气血的运行状况，消散体内的血瘀，改善血瘀体质。这款汤中的当归具有补血活血的作用，可用来调经止痛、润肠通便；三七则具有止血化瘀、消肿止痛的作用，能治疗一切血病；乌鸡则是补虚劳的上品，可治疗消渴、妇科诸多病症，将这三种药食搭配食用，能起到活血养血的目的，是血瘀体质且有黄褐斑者的最佳保养药膳。

这道药膳做起来并不难，具体做法是：取乌鸡1只，择洗干净后放入炖盅里；取当归15克，三七5克，生姜1块，分别洗净后与乌鸡一同放入炖盅，加适量的盐和清水，清水一定要没过乌鸡，把蒸锅内加水，大火烧开后放入炖盅，隔水蒸3个小时，待鸡肉烂熟即可食用。

不过这款汤并不是对所有人都适用，如容易烦躁、口干舌苦的阴虚火旺体质者最好不吃；感冒期间最好不吃；肠胃消化功能差者避免食用。

科学饮酒能改善血瘀体质

众所周知，酒精能加快血液循环，但并不是所有的酒都能改善血瘀体质。特别是那些烈性的白酒，虽然可加快血液循环，但对血管也会产生强烈的刺激作用。不但对改善血瘀体质无益，反而会增加心脑血管疾病的发病率。所以，建议血瘀体质者喝酒要注意"科学"二字，可适当喝些葡萄酒，既能活血化瘀、促进血液循环，又不会对血管产生严重的伤害。

为什么说葡萄酒对血瘀体质有较好的改善作用呢？我们从葡萄酒的酿造过程来看，此物是用新鲜的葡萄或葡萄汁经发酵酿制而成的，分为红葡萄酒和白葡萄酒。红葡萄酒是红葡萄带皮浸渍发酵而成，白葡萄酒是白葡萄汁发酵而成的。

中医认为，葡萄具有活血化瘀、祛除疲劳、美容养颜、益寿延年的作用。女性血瘀体质者每天坚持饮用50～80毫升，不仅能活血脉、通经络、散瘀结，还能改善许多面部问题，逐渐达到美容养颜、延缓衰老的目的。

晚餐后至上床睡觉前这段时间，是饮用葡萄酒的最佳时间。因为葡萄酒可调节肠胃功能，帮助消化和排出毒素，有促进血液循环、化瘀消肿、防治心脑血管疾病的保健功效。另外，葡萄酒还可消除疲劳、养心除烦、改善睡眠质量。

除了葡萄酒以外，黄酒也具有活血化瘀作用，科学饮用对改善体质有帮助。黄酒是我国的民族特产，也称为米酒，属于酿造酒。其气味苦、甘、辛，具有舒筋活血的功效。冬季温饮黄酒，可达到活血驱寒、通经活络的作用，能有效帮助人体抵抗严寒侵袭，有预防感冒的作用。适量饮用，有助于促进血液循环，加快新陈代谢，还具有补血养颜的作用，女性朋友可适量饮用。

大多数人都比较崇尚喝红酒，认为这不仅是养生的一种手段，也是彰显高品质生活的一种方法。其实，黄酒也逐渐走上了保健舞台，已成为一种时尚饮品。对于血瘀体质者来说，饮用黄酒要讲究方法，最好的饮法是"温饮"。这是最传统的饮用方法，黄酒加热后，其中极其微量的有害成分如甲醇、醛、醚等有机化合物，会随着温度的升高自然挥发掉，使浓郁的酒香四溢。另外，加热后的黄酒入口香醇、芬芳浓郁，对健康非常有益。正确的温酒方法是：饮用前，将黄酒倒入器皿中，放入热水中烫热，温度在38℃左右为宜。条件允许的情况下，也可采取隔火加热的方法进行温烫。

给大脑放个假

一直以来大多数体力劳动者都十分羡慕那些不必出大力气就能赚大钱的脑力劳动者，殊不知脑力劳动者却是血瘀体质的多发人群，是高血压病的高发人群。

脑力劳动者的生活方式大多是以静为主，血的运行是我们看不见的身体内的暗流，它会随着身体的运动而加快。而脑力劳动者大部分时间都是坐着不动，这时候身体里血液的流动就会减慢，新陈代谢就会降低，血液运行到某处，如果血管受压迫或者堵塞，就会停下来了，这就造成了血液循环不畅，久而久之就形成了血瘀体质。

另外，上文提到过，情志与血瘀体质之间也有着必然联系。《灵枢经·寿夭刚柔》中载："忧恐忿怒伤气，气伤脏，乃病脏。"也就是说长期的精神持续紧张会伤气，进而伤损脏腑功能。脑力劳动者经常处于精神高度紧张的状态，机体的正气不足，血液流动缓慢，微循环出现故障，血液出现瘀阻，久而久之就形成了血瘀体质。

我要提醒大家的是，别一味地埋头工作，学会适时给"大脑放个假"，懂得劳逸结合，才能事业健康两不误。

常洗热水澡，血液循环不淤滞

有些读者朋友可能会说："洗澡，这谁不会啊，我每天都要洗澡，可血瘀体质也没见有什么变化啊？"我的回答是：你不会洗澡，不懂得如何利用洗澡来改善体质。我这里所说的洗澡，不是单纯地清理身上的污垢，而是要达到加快人体血液循环、促进皮肤新陈代谢、活血化瘀的目的。下面，就请血瘀体质者跟我一同来探究洗澡中的奥秘。

大家千万要注意，我所说的洗热水澡，并不是要求大家把洗澡水的温度提高到人体承受度以上。过高的水温会使全身体表的血管迅速扩张，心脑血流量减少，易发生心脏病、高血压、缺氧的问题。洗澡水的最佳温度应与体温接近，即37℃左右。血瘀体质的孕妈妈更要注意水温的调适，不要太高，以防发生胎儿缺氧，影响胎儿发育。血瘀体质者应避免洗冷水浴，以免使血管骤缩，加重血瘀症状。

洗澡的时间不宜过长，每次以15～30分钟为宜，泡澡的时间不宜过长，否则会因心脑缺氧缺血而出现身体不适，甚至虚脱昏厥。

洗澡也要选对时机：饱餐后和饥饿状态下不宜泡澡，以免引发低血糖、低血压；劳动过后不宜立即洗澡，无论是脑力劳动还是体力劳动，都应充分休息后再洗澡，以免引起心脏病、脑供血不足；血压低时不宜洗澡，在高水温的刺激下，人体血管扩张，人易因脑供血不足而发生昏厥；酒后不能洗澡，在酒精的刺激下肝脏功能降低，人体内葡萄糖的形成受阻，洗澡时葡萄糖的消耗量增大，机体会因血糖水平下降而出现头晕、眼花、全身无力的症状，严重时会出现低血糖性昏迷；发热时不宜洗澡，当人体的体温超过38℃时，机体的消耗量增大，此时洗澡容易发生意外。

并不是所有人都适合洗热水澡，特别是患有严重心脏病、重度贫血、尿毒症、心肌梗死、急性肾炎、急性肝炎、癫痫等人，不宜洗热水澡。

摆脱安逸生活，远离寒冷刺激

看到这样的标题，许多读者可能会有提出这样的疑问了："医生，这种说法太牵强了吧！生活安逸也能导致血瘀体质？"这种说法是有据可查的，古代名医张景岳曾经说过："凡富贵之家，过于安逸者，每多气血壅滞。"意思是说：太过安逸的生活容易形成或加重血瘀。有句俗话说得好："流水不腐，户枢不蠹。"人只有处在不断的运动状态下，人体的血液循环才能保持畅通，五脏六腑才能得到营养物质的滋养，功能得以正常发挥，健康才有保障。大家都知道过劳伤身体，实际上过于安逸也不是好事。

人体内的血液循环有"热快冷慢"的特点，即人处在温热的环境中时，血液流动较快，处于寒冷环境时，血液循环较慢。对于血瘀体质的人来说，本身的血液循环就比正常人慢，且血液有瘀阻的倾向，如果再处于寒冷的环境中，便会出现头发易脱落、肤色暗沉、唇色暗紫、舌有紫色或瘀斑、眼眶暗黑等问题，这都是由于血行迟缓不畅所造成的。所以，建议血瘀体质者，要避免寒冷刺激，冬天多穿衣服保暖，夏天少用空调，让自己多出出汗。尽量不从事长时间处于低温环境中的工作，偶尔着凉需尽快让身体暖和起来。

血瘀体质的人还要做到作息有规律，拥有足够的睡眠时间，早睡早起，多锻炼，这样就能有效避免气机郁滞而致血行不畅。

调节情志，养好体质

血瘀体质形成的原因之一便是长期忧愁、抑郁，虽然这一点我在前文中略带提过几句，但鉴于情志对血瘀体质的重要性，有必要重点讲一下。由于篇幅有限，情志问题放到了此处来讲，且只能提纲挈领地讲。不过，大家不要担心，虽然此处的篇幅有限，我会把最核心的内容讲给读者，使这有限的篇幅发挥出最大的效力。

关于不良的情绪会诱发血瘀体质的病理，我在前文已经介绍过，下面就直奔主题，教大家几招调节情志的好方法，无论是健康人还是血瘀体质者，都不妨一试。

培养良好性格

一项调查研究发现，性格开朗、乐观、平和的人很少出现血瘀体质。许多成功人士总将性格决定一生挂在嘴边，而在医生看来，性格决定健康状态。

好性格的形成与家庭环境关系极其密切，孩子在性格发育过程中，基本上是有样学样，所以身为父母的你，要想孩子有个好性格，就必须从自身做起，力求做到与人相处时不爱憎亲疏分明、想事做事不过于偏激；在人际关系、利益得失方面不过分计较；不过分追求名利，凡事想得开，拿得起放得下。

广交性格开朗的朋友

据心理学家的研究发现，心情是可以相互传染的。经常和一群幽默、乐观的朋友在一起谈天说地、蹦蹦跳跳，心情自然开朗，这比吃任何补药都有效。反之，如果你结交了一群性格沉闷、抑郁的朋友，即便你是性格开朗的人，在大环境的影响下，也会出现抑郁情绪。这正应了那句俗语："近朱者赤，近墨者黑。"

培养兴趣爱好

我本人就是一个爱好广泛的人，钓鱼、书法、读书、太极拳样样喜欢，实在感到无聊时，还要摆弄摆弄花花草草。我爱人经常打趣地说："你就没有一点老实的时候。"实际上，这种广泛的兴趣爱好，令我受益匪浅。既达到了放松身心的目的，又转移了对烦恼的注意力。家家有本难念的经，无论是工作，还是生活上，谁没有点烦恼？倘若每天除了工作，就沉浸在烦恼之中，一味地钻牛角尖，情绪得不到宣泄，抑郁症、血瘀体质等一切不良影响就悄悄地找上了你。所以，我提倡大家尽可能地发展自己的兴趣爱好，如种花、遛鸟、养鱼、弹琴、练习瑜伽等，只要是能令自己感到愉悦的活动都可以。

与大自然亲密接触

现在许多单位都给了员工休年假、法定节假日的权利，不妨趁此良机走出家门，去呼吸大自然的清新空气，体会身体彻底放松的感觉，将一切令你烦心的事情抛到九霄云外去。

活血化瘀的五大奇穴

三阴交穴

三阴交穴位于足内踝上3寸处，是足太阴脾经的穴位，对许多妇科疾病，如痛经、月经失调、崩漏、带下等，都有较好的治疗作用。健康人经常按摩此穴，也可起到保健强身的作用。血瘀体质者经常刺激此穴，则能达到活血化瘀、疏通瘀阻，消除血瘀引起的不适症状。按摩时，可将拇指或者中指指端置于此穴处，每次按揉3分钟。

神阙穴

神阙穴位于肚脐正中处，是任脉上的要穴。对血瘀体质的人来说，是较好的保健穴。神阙与命门被古代修炼者称为"水火之宫"，二者前后相应使阴阳和合，人体才能呈现出健康状态。经常对神阙穴进行刺激，可改善心肺功能、活血化瘀。

按摩时，可将双手搓热，双手左下右上叠放于肚脐，顺时针揉转，每次10分钟。以肚脐处产生温热感为宜。

太冲穴

太冲穴位于脚背第1、2跖骨结合部之前凹陷处（图28），又称"消气穴"。人在生气后按此穴，有消气作用，可缓解人因生气引起的一些疾病。对于血瘀体质偏于气滞血瘀的人，有非常好的保健作用。

按摩时，可将拇指指腹置于该穴位处，稍加施力进行按摩，每天2次，每次15分钟。

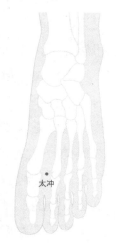

图28　太冲

足三里穴

足三里穴位于外膝眼下四横指、胫骨边缘外一横指处，是足阳明胃经的要穴。经常刺激此穴，能起到活血化瘀、疏通体内瘀血的作用；对血瘀体质者来说是保健要穴。

按摩时，将大拇指或中指指腹按压于足三里处，每次按压5～10分钟，力度可适当大些，按下去有酸胀、发热感最佳。除了按摩外，艾灸足三里也能起到活血化瘀的作用。用艾条凑近足三里处，艾灸时，应让艾条的温度稍高一点，使局部皮肤发红，艾条缓慢沿足三里上下移动，以不灼伤局部皮肤为度，每天灸2次，每次15～20分钟。

关元穴

关元穴位于下腹部，前正中线上，当脐中直下3寸处，为任脉上的主要穴位，是足三阴经和任脉交会的地方。按揉或艾灸关元穴，能培补元气，进而可加快血液循环，改善血瘀体质。

按摩时，可以用拇指指腹缓慢按揉，每天按2次，每次3分钟。

精油按摩改善血瘀体质

按摩是以中医的脏腑、经络学说为理论基础，结合西医的解剖学和病理学，用一定的手法作用于体表特定部位，以到达治疗和保健目的的一种手段。健康人经常按摩可达到强身健体、延年益寿的目的。血瘀体质者经常采取正确的按摩方法，不但可以活血化瘀，还可以改善机体的血液循环，纠正偏颇体质。基于按摩好处之多，在此我为血瘀体质者推荐几种按摩方法，以便于大家进行自我诊疗。

为了提高按摩效果，按摩时可利用精油辅助按摩。葡萄籽精油和薰衣草精油都适合血瘀体质者使用。葡萄籽精油能降低血液中胆固醇，防止血栓形成，扩张血管，同时具有营养脑细胞、调节自主神经的作用，可有效预防心血管硬化引起的各种疾病；薰衣草精油则有止痛、解郁、消毒、杀菌和消除充血与肿胀的功用，此外，还有降血压、驱虫、镇定和恢复健康的效果。不过，此类精油不可直接使用，需用植物按摩油稀释后方能用于按摩。稀释方法为3滴单方按摩油，用3～4毫升植物按摩油稀释。

头部按摩：先将双手手指涂上稀释好的精油，将十指指腹紧贴头皮，由上到下进行按摩，手指上施加的力度适当大些，有利于精油的渗透。

颈部按摩：按摩颈部前，先将双手手指蘸上精油（大拇指除外），被按摩者取坐姿，按摩者将单手四指并拢（拇指除外）置于颈底处，稍加用力，以画圈的方式向上按摩到发际边缘处。反复按摩，直至皮肤产生温热感为宜。

肩部按摩：按摩肩部需结合捏和揉两种手法，按摩前双手掌蘸上精油，被按摩者取坐姿，按摩者将双手掌置于被按摩者的肩部，先以整个手掌向下用力按揉，从肩膀按揉至颈底部，再用拇指和其余四指提捏肩部皮肉，令肩部彻底放松，直至肩部产生温热感为宜。

背部按摩：按摩前，先将双手掌涂上按摩油，被按摩者取俯卧位，按摩者将双手手掌置于被按摩者的腰部，由腰部一直按摩到肩膀处，力度可大可小，可根据被按摩者的承受度自行把握。反复按摩，直至后背产生温热感为宜。

下肢按摩：被按摩者取俯卧位，按摩者将双手涂抹上按摩油，置于被按摩者的脚跟上方，由下向上按摩至大腿根部，再由上向下按摩至脚跟上方，如此反复按摩，直至下肢产生温热感为宜。然后，可令被按摩者取坐位，按摩下肢前侧。

运动是活血化瘀最简便的方法

正所谓：运动不息，生命不止，生命在于运动。运动对血瘀体质的好处，前文已详细讲述了，此处不再赘述。现在直接为血瘀体质者介绍一套养生操——八段锦。

八段锦是我国民间广泛流传的一种健身术，据有关文献记载已有八百多年历史。八段锦属于古代导引法的一种，是将形体活动与呼吸运动互相结合的健身法。活动肢体对舒展筋骨，疏通经络非常有帮助，如果配合呼吸运动，则可达到行气活血，使新鲜的气血流遍全身，营养脏腑，从根本上改善血瘀体质。经常练习八段锦可起到保健、防病治病的作用。八段锦因其练法不同又分为坐式八段锦和站式八段锦，由于本功法篇幅过长，在这里我只为读者朋友介绍站式八段锦，希望能带领读者朋友们走进健康殿堂。

读者朋友注意，为了让大家更好记住各个招式，八段锦有一则歌诀：

双手托天理三焦，左右开弓似射雕，

调理脾胃臂单举，五劳七伤往后瞧，

摇头摆尾去心火，两手攀足固肾腰，

攒拳怒目增力气，背后七颠百病消。

下面我就为读者朋友一一详述八段锦的八个招式：

1.两手缓缓举起，掌心向上，指尖相对，举过头顶；抬头看手，想象自己能把整个天空托起来。注意：掌心向上托的时候，小指和无名指会有麻的感觉。举到头顶后，稍作停顿，两臂轻轻沿原路线放到体侧。手臂放下时呼气，想象自己体内的浊气已被呼出来。连续做3～8下（图29）。

2.左右开弓似射雕：身体直立，左脚跨出一大步，身体下蹲做骑马式。两臂交叉于胸前，右臂在外，左臂在内；目视自己的左手，然后左手握拳，食指向上翘起，同时拇指伸直与食指成八字撑开；接着左臂向左推出并伸直，头颈随而左转，注视左手食指，同时右手握拳，展臂向右平拉做拉弓状。向前推出的食指向上，拇指斜向上，如有麻胀感，便说明动作是正确的。复原后左右互换，反复进行数次。做时配合呼吸，展臂和拉弓时吸气，复原时呼气（图30）。

3.调理脾胃臂单举：身体直立，两脚与肩同宽。右手翻掌上举，五指并拢，掌心向上，指尖向右，同时左手下按，掌心向下，指尖向前。动作复原后，两手交替反复进行，反复多遍。配合呼吸，上举下按时吸气，复原时呼气（图31）。

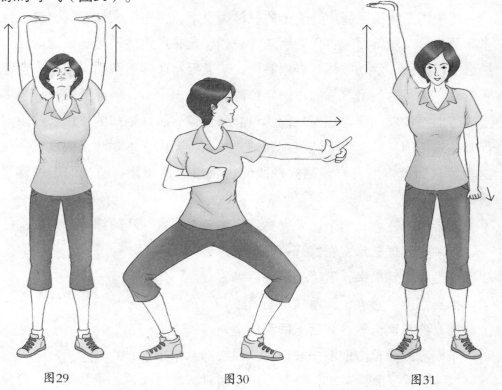

图29　　　　　　　　　图30　　　　　　　　图31

4.五劳七伤往后瞧：身体直立，两腿并拢。两手掌心紧贴腿部，头从左转向后观望，复原，再右转向后望。向后望时吸气，复原时呼气（图32）。

5.摇头摆尾去心火：两脚分开约3个足底的距离，屈膝半蹲呈骑马式。两手张开，虎口向内，扶住大腿前部。头部和上身前俯，然后做圆环形转摇，转动数圈后再反方向转摇。在转腰的同时，适当摆动臀部。注意配合呼吸，转腰时吸气，复原时呼气（图33）。

6.两手攀足固肾腰：身体直立，两膝挺伸，上身下俯，两手攀握两足趾（如果不能做到，也不必勉强），头略昂起。动作保持片刻后，恢复直立姿势，同时两手握拳，并抵于腰椎两侧，上身缓缓后仰，恢复直立姿势。反复进行数次。本式采用自然呼吸。值得提醒的是，患有高血压病和动脉硬化者，头部不宜垂得太低（图34）。

7.攒拳怒目增力气：身体直立，两腿分开屈膝呈骑马势，两手握拳置

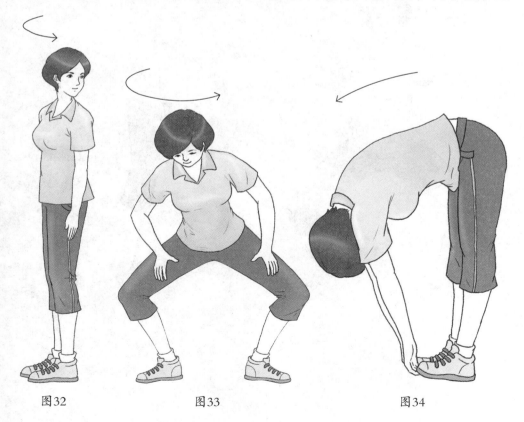

图32　　　　　　　　　图33　　　　　　　　　图34

于腰旁，拳心向上。右拳紧握，向前方缓缓击出，右臂伸直，拳心向下，两眼睁大，向前做虎视状。片刻后，收回右拳，如法击出左拳，左右交替进行。击拳时呼气，收拳时吸气（图35）。

8.背后七颠百病消：身体直立，并拢双脚，双手手掌紧贴腿外侧，两膝伸直，足跟并拢提起，离地数寸，同时昂首，做全身提举势。最后足跟轻轻着地复原。反复数次（图36）。

要想练好八段锦，必须掌握该套功法的要领，可归纳为三点：

◎ 意守丹田：练功时需将注意力集中于肚脐处。

◎ 呼吸均匀：要自然、平稳的腹式呼吸。

◎ 柔刚结合：全身放松，用力要轻缓，切不可用蛮力。

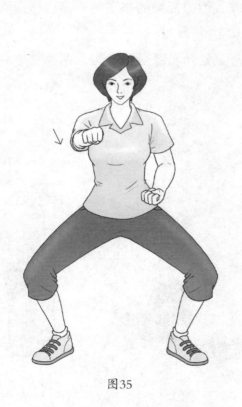

图35

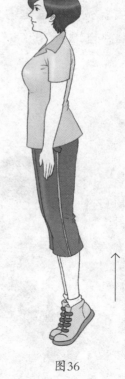

图36

第九章

痰湿体质，祛痰化湿除肥胖

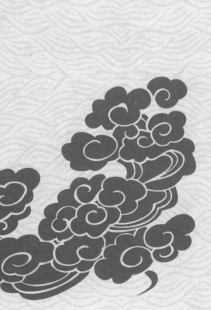

痰湿体质自我检测

　　痰湿体质是一种非常常见的体质类型，对人体健康有非常大的影响，倘若不及时发现，及时调理，势必导致不良后果。那么，怎样及早发现痰湿体质呢？以下小测试能帮你进行居家自我诊断。

近1年内的身体感受	答案
1.是否觉得头发总是油腻不堪，或者额头、鼻子总是油光闪闪，特别是早上醒来或下午，脸部就会出现黏腻的感觉，而且洗脸后不到30分钟，油光又会出现？	是〇　否〇
2.嘴里是否经常有黏腻的感觉，特别是早上起床后，黏腻感会更加明显？	是〇　否〇
3.平时是否有痰多的感觉，即使没有感冒，也会有咽喉堵塞有痰的感觉，特别是晚上睡觉时，一躺下痰就涌向咽喉部？	是〇　否〇
4.是否觉得身体沉重不堪，四肢倦怠无力，懒得动，爱睡懒觉？	是〇　否〇
5.是否爱出汗，总感觉身上黏黏腻腻，特别是腋窝处，汗出不止、有异味，但不是狐臭？	是〇　否〇
6.眼睑是否有轻微的浮肿现象，容易出眼袋？	是〇　否〇
7.是否肥胖，腹部赘肉多、常有腹部胀满的感觉？	是〇　否〇
8.舌苔是否经常出现白厚、厚腻或者整个舌苔厚厚的感觉？	是〇　否〇
9.是否喜欢吃油腻、甜腻的精细食物，如糖果、甜点心、奶油蛋糕等？	是〇　否〇

10.用手指按压双臂、大腿或小腿肚的肌肉，是否有小坑出现？ 是○ 否○

11.是否容易感到胸闷、喘不过气，或腹部胀满不适，有积滞、消化不良的现象？ 是○ 否○

测试结果：如果在1年之中，以上11道测试题你有8种以上的切身感受，基本可以判定你属于痰湿体质。

什么是痰湿体质

俗话说："人是水做的"，此话不假，人体内70%左右是水分，婴儿或年轻女性身体中水分的比例可能会适当高一些。也就是说身体内的脏腑器官、细胞组织都泡在水里。

当然，人体内的水并不是一洼死水，它像一条河流出出进进川流不息。河流的上游归肺脏管理，中游归脾脏管理，下游归肾脏管理，三个脏器协调工作，才能使河流之水流通顺畅，不发生淤积。那么，此处所讲的痰湿体质和体内的水有什么关系呢？二者关系重大，所谓的痰湿体质，即是人体内水分过多，或体内的水分流通不畅，导致不是这里泛滥，就是那里堵塞而出现的一种体质类型。

痰湿体质的特点

痰湿体质的人，从外表看，体型肥胖、腹部赘肉颇多且摸上上去有松软的感觉。容易出汗，且汗液多有黏腻之感，特别是腋窝处汗液更是屡出不穷；身体经常出现倦怠的感觉，总觉得肢体沉重；脸上常有油光覆盖；嘴里常出现黏腻的感觉；总觉得咽喉部有痰却咳不出来；性格温和，给人以稳重的感觉。

痰湿体质是怎样形成的

先天禀赋同样是痰湿体质形成的原因之一。但这里所讲的先天禀赋要一分为二地来看，其一是遗传造成的痰湿体质，也就是说父母是痰湿体质，子女很可能受父母体质的影响，而出现痰湿体质。生活中，我们经常能看到这样一幅场景：一家三口外出散步，前面跑着个小胖墩，后面跟着体型同样肥胖的爸爸妈妈。其二，父母双方并非痰湿体质，但母亲在怀孕过程中过分担心胎儿营养不良，填鸭式地吃那些肥甘厚味性食物，如鸡、鸭、鱼、肉及各种营养丰富的汤，结果怀上个巨大儿，不仅给生产带来不良影响，孩子出生后也可能成为痰湿体质。

我曾说过，体质受先天禀赋影响的同时，外界客观因素的影响也不能忽视。我先从人们的饮食习惯上说起。

现如今，生活水平提高了，人们在饮食上也更加讲究了，长期贪吃精细加工的食物、口味过重、进食速度快，会使肺、脾、肾三脏功能失调，从而形成痰湿体质。从情志上看，在肥胖人群中，有一种人与情志的关系非常密切，我们称之为"肝郁气滞型"。

其他体质的人如果遇到不顺心的事时会茶饭不思，而这种类型的人则会越气越吃，以吃来发泄不良情绪。本来肝气郁滞，气机不畅，再加上不加节制地进食，更加重了脾的负担，久而久之脾的运化功能受到抑制，就会出现各种疾病。再从运动方面进行分析，俗语说得好："宁可动着，不要站着；宁可站着，不要坐着，宁可坐着，不要躺着。"缺少运动是造成痰湿体质的重要因素。

痰湿体质的生活调养原则

改善痰湿体质的明星药食

竹笋

性味归经

性微寒、味甘，归胃、大肠经。

食疗功效

竹笋具有清热化痰的食疗功效，可用来辅助治疗脾虚有湿、身体倦怠、水肿、少食便溏等痰湿症状。对预防高血压、高脂血症、促进胃肠蠕动、帮助机体排出湿热有很好的作用。

食疗方

竹笋粳米粥：取竹笋100克，去皮洗净后切成薄片；取100克粳米，淘洗干净后与竹笋一同煮粥，粥将熟时，放入一些葱花，用盐、鸡精调味即可。此方具有通利水道、化痰消肿的作用。

南瓜

性味归经

性温，味甘，归脾、胃经。

食疗功效

南瓜具有补中益气、化痰排脓、解毒杀虫的作用。能改善高血压、久咳多痰、小便不畅等病症。

食疗方

南瓜汤：取南瓜250克，去皮、瓤洗净后切成小块，放入锅中，加500毫升清水，煮至南瓜软烂，用调味料调味即可，饮汤吃南瓜。每天早晚各服1次。可有助于降低血糖，糖尿病患者可常吃。

冬瓜

性味归经

性凉，味甘、淡，归肺、大小肠、膀胱经。

食疗功效

冬瓜具有化痰止渴、利尿消肿、清热解暑、润肺生津等食疗功效，可用来改善水肿、痔疮、小便不利、肝硬化、高血压等。

食疗方

冬瓜鲤鱼汤：取鲤鱼1条，宰杀处理干净；取1000克冬瓜，去皮切成块，与鲤鱼一同入锅，加适量清水煮汤食用。此方可清利小便，辅助治疗慢性肾炎。

砂仁

性味归经

性温，味辛，归脾、胃、肾经。

砂仁具有健脾消食的功效。砂仁的主要成分是挥发油，能促进胃液的分泌，有助于排出消化道积气，可改善脾胃气滞引起的脘腹胀痛。此外砂仁还具有化湿醒脾的功效，可改善脾胃湿滞引起的脘闷呕恶。

食疗方

砂仁粥：取粳米100克，砂仁3克。粳米淘洗干净，砂仁研末备用。将粳米放入砂锅，加入适量清水，大火煮沸，小火熬至粥烂粥稠，放入砂仁末，再煮2~3分钟即可。此方具有暖脾胃，化湿行气消胀的功效。

白扁豆

性味归经

味甘，性微温，归脾、胃经。

食疗功效

白扁豆能补气健脾，兼能化湿，药性温和，补而不滞，适用于脾虚湿滞、食少、便溏或泄泻者食用。此外，白扁豆还可用于脾虚湿浊下注之白带过多，宜与白术、苍术、芡实等补气健脾除湿之类的中药材搭配使用。白扁豆生用与熟用效果不同，炒后使用可使健脾止泻作用增强，故用于健脾止泻及作散剂服用时宜炒用。

食疗方

冰糖扁豆汤：取白扁豆100克，冰糖150克，将白扁豆放凉水浸泡2小时，去壳后放入锅内，加清水，开大火煮开，转小火煮。随后加入冰糖继续煮至豆子熟烂即可。此方具有健脾化湿、消暑和中的功效，适用于脾胃虚弱导致的腹泻、呕吐、食欲不振。

荷叶

性味归经

苦，平，归肝、脾、胃经。

食疗功效

荷叶具有清暑化湿、升发清阳、凉血止血的作用，可用于暑热烦渴，暑湿泄泻，脾虚泄泻，血热吐衄，便血崩漏。荷叶炭收涩化瘀止血，用于出血症和产后血晕。

荷叶粥：取新鲜荷叶1张，粳米100克，冰糖适量。将新鲜荷叶洗净后用清水煎取汤汁，然后将淘洗干净的粳米放入荷叶汤中煮制成粥，待粥熟时用冰糖调味即可。此方可清暑利湿，升发清阳，止血，降血压，降血脂。适用于高血压、高脂血症、肥胖病以及夏天感受暑热致头昏脑涨、胸闷烦渴、小便短赤等。

让痰湿体质者安度夏日的食疗方

夏季是一年中气温最高的季节，高温、潮湿、多雨是该季节的一大特征。对于痰湿体质者来说，夏季是一年四季中最难熬的时节，也是最易感染疾病的季节。既然四季更替变化是自然规律，我们无法改变高温天气，无法左右潮湿环境，但我们可以调整饮食状态，使身体适应夏季的多变环境，这也是预防疾病发生的有效方法。下面，我为痰湿体质者推荐几种食疗方，以帮助大家平安度过炎炎夏日。

薏苡仁菖蒲粳米粥

痰湿体质者若有头痛、胸闷烦躁、腹部胀满、痰多、头昏等现象时，可每天食用1次薏苡仁菖蒲粳米粥，能有效改善不适。中医认为，薏苡仁具有健脾利湿、清热排脓的作用；菖蒲则可行气利湿、化痰开窍、健脾养胃，二者与粳米结合食用，则可达到开窍通络、理气去燥、养心安神、祛痰除湿的食疗作用。具体做法是：菖蒲15克用纱布包裹好；取薏苡仁50克，粳米50克，二者分别洗净，与菖蒲包一同入锅，加水煮成粥，粥将熟时放入冰糖即可。

菊花陈皮普洱茶

取菊花、陈皮、普洱茶各5克，共同研成粗末，再用纱布袋包好放入杯中，用沸水冲泡饮用即可。此茶中的三种材料均具有不同的保健功效，又被誉为"三宝茶"。其中的菊花具有平肝解毒、消暑清热、消脂降压的功效；陈皮的保健功效中，当属理气健脾、化痰去燥湿的作用最佳，可有效预防高血压的发生；普洱茶则能去油腻、消食养胃、化痰降浊、润肠通便。现代研究证明，普洱茶还能有效降低胆固醇及甘油三酯，促使血管扩张，有明显的降压、降脂作用。痰湿体质者夏季常喝此茶能预防高脂血症、高血压、高血糖，并能缓解"三高"的症状。

白扁豆瘦肉汤

夏季气温高，空气湿度大，最容易伤人脾胃，出现食欲不振、暑湿吐泻等症。此时，可常吃白扁豆瘦肉汤，以健脾养胃、止吐、帮助消化、降暑除湿。具体做法是：取白扁豆200克，洗净；取猪腿肉20克，洗净切丝，与白扁豆一同煮汤，待汤将熟时，加入适量香葱，再以鸡精、盐调味即可。

常吃海产品

海洋植物大多具有除湿利水、化痰散结、健脾养胃、降血压、降血脂的食疗功效。因为海产品中含有丰富的微量元素、维生素及矿物质，是痰湿体质者的最佳保健食材。平时，能在市面上见到的海洋食物数不胜数，我在此只简单地为大家介绍三种最常见、最廉价且最具保健功效的海洋食物——紫菜、海带、海蜇，并将美味药膳与大家分享。希望这些饮食知识能给痰湿体质者带来健康。

紫菜

从中医角度讲，紫菜性寒，味甘、咸。元代名医朱丹溪曾说："凡瘿结积块之痰，宜常食紫菜，乃咸能软坚之义也。"意思是说，紫菜能化解体内的坚、硬之物。我曾经在一份医学杂志上看到过这样一篇报道：有人颈后起了一包块，大小如桂圆，求诊过许多医院，却不见好转。一次偶然的机会，他得到了一个偏方，即用紫菜泡汤喝，连服3个月，包块竟奇迹般消失了。这一事例也说明了紫菜可化解人体内的坚、硬之物。清代的《随息居饮食谱》对紫菜也有记载，紫菜"和血养心，清烦涤热，治不寐，利咽喉，除脚气瘿瘤，主时行泻痢，析醒开胃"。这就是说，紫菜可养心补血、清热除烦，可用于辅助治疗失眠、咽喉肿痛、脚气等症。

由此可见，紫菜的养生保健价值之高。对此，我为痰湿体质者推荐的私家药膳是：紫菜萝卜陈皮汤，具体做法是：取紫菜50克，白萝卜50克，猪瘦肉30克，陈皮6克，生姜末、葱花、盐、胡椒粉各适量。将白萝卜洗净切片；猪瘦肉洗净切丝。油锅烧热后，爆香生姜末，加入清水，放入紫菜，小火煮沸后，放入猪瘦肉、白萝卜、陈皮，再用中火煮沸，调入盐、胡椒粉，撒上葱花即可。此汤有化痰软坚、清热利水、补肾养心的食疗功效。坚持食用还能消除腿部脂肪，辅助治疗甲状腺肿、降血压。

海蜇

中医认为，海蜇性平，味甘、咸，归肝、肾经，能清热化痰、消积去肿、润肠解毒，是痰湿体质者最佳养生食材。下面我就为痰湿体质者推荐一款美食——海蜇炒豆芽，此菜能清热利湿、消肿除痹、清暑热、调五

调养体质一点通　　海蜇虽好但需精心选购

在气候炎热的地区加工海蜇时，为防止海蜇腐烂，有些不法商贩利用硼砂作为防腐剂，这种物质是国家不允许使用的食品添加剂。倘若食用了用硼砂处理过的食物，会出现恶心、呕吐、血痢和腹痛等中毒症状。另外，还有些不法商贩为了使海蜇有个好色泽，使用亚硫酸盐或硫酸盐进行漂白来去除海蜇"头血"和"红衣"，这种做法同样会给人体健康造成危害。为此，国家有关部门正针对这些不安全因素，严把海蜇的质量关，消费者在购买时也应睁大眼睛仔细辨别清楚。

优质的海蜇皮，通常呈白色或浅黄色、有光泽，自然圆形、片大平整、无红衣、杂色、黑斑、肉质厚实均匀且有韧性，无腥臭味，口感松脆适口。劣质的海蜇皮色泽较深，异味重，弹性差，易碎裂。

优质的海蜇头呈白色、黄褐色或红琥珀色等自然色泽，有光泽，外形完整，无蜇须，肉质厚实有韧性，口感松脆。劣质海蜇头呈紫黑色，手感韧性差，易碎裂，异味重或出现脓样液体。

脏、化痰解毒，可用于体倦、食少、水肿、腿脚麻木的痰湿体质者。具体做法是：取海蜇皮、绿豆芽各150克，红椒丝、香菜段、胡椒粉、葱花、蒜末、料酒、醋、盐、味精各适量。将海蜇皮洗净切细丝，放入开水中氽烫一下，捞出沥干。油锅烧热后，用葱花及蒜末爆香，放入绿豆芽、海蜇皮、红椒丝、料酒、盐，用大火快炒2分钟，加入香菜段、胡椒粉、醋、味精翻炒均匀即可。

海带

中医认为，海带性寒，味咸，归肝、胃、肾经。具有消痰、软坚、利水的食疗作用。现代研究证明，海带中含有大量的微量元素，具有清除血管垃圾，降血脂、健脑补血的作用。如果与生姜、红糖搭配制成海带姜糖饮，则可消痰祛湿、健脾和胃，可缓解痰湿体质者痰多、气喘、咳嗽等现象，可辅助治疗慢性支气管炎、哮喘等。具体做法是：取海带500克，洗净切碎备用；取生姜45克，同样切碎，与海带一同放入锅中，加入适量清水，小火煮沸，再陆续加入红糖，一边加热一边搅拌，直到汤汁黏稠为止。待冷却后，置于瓶中密封。每日3次，每次食用15毫升，用沸水冲开，10天为1个疗程。

少吃甜食，规律饮食

中医讲，脾主运化，在食物的五味中对应"甜"，适当吃些甜味食物，可提高脾的运化功能。即便如此，在进食甜食时也应把握一个度，适可而止则有助于健康长寿，若一味贪吃，会在无形中慢慢损伤脾脏功能，久而久之便出现食欲不振、消化不良等脾胃受损的典型症状。

其实，中医所说的"脾"并不是指单一的器官，而是以脾脏为主借助于经络分支与六腑把全身组织联系起来的一个系统，具有运化、统血等作用。倘若，脾的运化功能受损，再吃些难以消化的食物，血液就不能把精微物质及时运走。这些物质如果长时间聚集在脾胃里，且无法被机体代谢掉，就会形成痰湿。

饮食不规律也是促成痰湿体质的原因之一。大家都应该知道，要想健康地快乐生活，就要做到早饭吃好、午饭吃饱、晚饭吃少。如果长期没有规律地进食、不加节制地胡吃海喝、经常暴饮暴食，再加上贪吃油腻不易消化的食物。久而久之，这些不易被机体消化掉的食物便会越积越多，也就是"痰"与"湿"越来越多，身体便会觉得沉重不堪，慢慢走向肥胖的行列。再从另一方面来看，不规律的饮食习惯破坏了脾胃的正常功能，血液无法将食物中的精微物质运送至身体各处，致使许多脏腑器官失去了营养的滋润，功能相应下降，身体便会出现疲劳乏力、饥饿的感觉。于是痰湿的人便陷入了"肥胖—疲劳—饥饿—过量饮食"这一恶性循环状态。

为此，我再次提醒读者朋友们，无论有多忙都不能忽视了一日三餐的重要性，必须遵循早餐吃好、午餐吃饱、晚餐吃少的饮食原则。彻底改善不定点儿进食、暴饮暴食、挑食等一切饮食坏习惯。

避免大量喝水、吃水果

有个病人，她是典型的痰湿体质。有一天，她来到医院找我，见面就说："医生，这几天我总感觉肚子疼痛不舒服，是不是吃坏肚子了？"我问："肚子疼是从什么时候开始的？疼痛的方式是什么样的？"她说："疼痛大概有七八天了，是隐隐的胀痛。"当我问到她平时的饮食习惯时，她兴奋地说："其实，我平时就是按照你的叮嘱进食的，只不过七八天前我在一本美容杂志上看到一篇文章，说多吃水果、每天喝八杯水能美容。这不，我按照杂志上说的去做了，不但没瘦下来，反而觉得身体更加沉重了。难道我的肚子不适跟这个有关？"我看着她点了点头，并要求她打消用这种方法美容的念头，根据自己的身体需要合理地饮水，每天水果的摄入量也不宜过多，改回原来的饮食习惯。

对于痰湿体质的人来说，如果大量地饮水，水进入到人体内，出的比进的少，更加重了脾胃、膀胱的负担。这无疑让脾胃雪上加霜，运化的功能会进一步降低，痰湿在体内积滞得更多，当然会出现体重不轻反而觉得身体沉重的现象，肚子也会出现胀痛的问题。

水果中含有大量的维生素及水分，正常人多吃水果对皮肤有好处，但痰湿体质的人大量摄入水果无异于大量摄入水分，这与大量喝水同理，一样会加重痰湿症状。

所以，我建议痰湿体质者，不可人云亦云，胡乱选择美容方法，必须根据自身的身体状况，合理饮水，做到渴了再喝，不渴不要刻意喝。

少吃酸、凉食物

大多数人都听说过"望梅止渴"这个成语，意思是说只要想到梅子，口中便会有津液泌出，解决口渴问题。中医认为，"酸甘化阴"，阴就是指津液。对于痰湿体质而言，体内的津液代谢本来就不顺畅，如果再食用酸味食物，痰湿会更加严重。

有些痰湿体质且伴有高脂血症的人，认为酸味食物能降血脂，便无限制地进食，结果不仅血脂没降下去，反而伤了脾胃，加重了痰湿，岂不适得其反？所以，我提醒痰湿体质者，最好不吃酸味食物，以免加重痰湿症状。

炎热的夏季，吃上一块冰凉爽口的西瓜、喝上一瓶冰镇可乐、吃上一碗香草冰淇淋，该是多么惬意的事啊！这大概是很多人的共识。但这类食物对痰湿体质者来说，是绝对的禁忌之品。西瓜是天然的白虎汤，也是寒凉之物，要少吃。我曾见过一位痰湿体质的女士，为了减肥，每天以西瓜代替主食，结果不但没有瘦下来，体重反而增长了，这是什么原因呢？因为，痰湿体质本来就容易诱发肥胖，再加上西瓜寒凉，每天大量进食会伤及脾胃，以至于水分大量在体内蓄积，体重不减反增就是情理之中的事了。对于含糖量较高的饮料、冰淇淋等，也应少吃为妙，如果可以控制住自己的嘴，不吃是最理想的状态。

冬吃萝卜夏吃姜

记得一年夏天，我接诊了一位痰湿体质的病人，据病人自述得知，她每到梅雨季节就会出现大便黏腻、小便混浊、睡眠质量差、全身酸痛。这是因为外界的湿气侵入人体内，加重了痰湿程度，睡眠质量不佳则是因为痰湿停留在中焦，使阳气在晚上不能潜藏。我给她开出的药方是：晚饭1个小时后去跑步，出一身汗；睡觉前洗个热水澡，同样要使身体出汗；平时吃些健脾祛湿的食物，如白扁豆、竹笋、生姜等。

提到了生姜，我不得不对它详细地介绍一番。切勿小看这不起眼的食材，它对于痰湿体质者来说可是件宝。不过吃姜的方法要讲究一些，不可乱吃，否则同样达不到改善痰湿体质的目的。

俗话说得好："冬吃萝卜夏吃姜，不劳医生开药方""上床萝卜下床姜，夜晚生姜赛砒霜"。这种说法很有道理。夏天气温较高，人的气血外行，脾胃虚弱，外强中干，这就是我强调夏天避免大量摄入冷食的原因之一。过凉的食物会刺激脾胃，使脾胃虚上加虚。倘若能吃一些姜，不仅可振奋脾胃功能，还能帮助气血外达，正好符合天地之间阳气生发的自然规律。但是，立秋后姜要少吃为妙了。因为，秋天自然界的生机开始收敛，生命景象不像春夏那般旺盛，而生姜具有鼓舞气血外发的作用，与自然规律刚好背道而驰。痰湿体质的人夏天食用生姜，能促使体内的痰湿外排，身体倍感轻松舒适，睡眠质量也会提高。但立秋后生姜还是少吃为妙，以免影响睡眠或出现咳嗽症状。

冬吃萝卜的说法也符合阳气生发与潜藏的特点。冬天腠理致密，穿棉衣，活动少，出汗少，且冬季是进补季节，吃羊肉、喝高汤，使机体的阳气潜藏于体内，再加上外边棉衣棉裤捂得严严实实，使内热无法外散，如果不采取相应措施帮助内热外散出来，人体会出现上火症状。这个时候，如果能吃点偏凉性的萝卜，不但能行气，而且可帮助消化、促进吸收，避免了秋冬蛮补、呆补的滋补方式，对人体健康助益颇深，特别是痰湿体质者，更应该注意这点。

至于"上床萝卜下床姜，夜晚生姜赛砒霜"意思是说晚上吃萝卜，可帮助阳气潜藏，促使中焦畅通；"下床"指的是早上起床后，吃生姜可帮助气血外发，振奋精神。如果晚上吃生姜则会影响睡眠，就像秋冬季节阳气要潜藏，如果非要违背自然规律，令气血外发，则会伤害身体。

从时间上来解释，夏季多雨，空气潮湿，湿邪容易侵入机体，若早上起床后吃些生姜，则可促使湿邪外泄，避免滞留于体内，减轻痰湿体质的不适。到了秋冬季节，天气比较干燥，痰湿体质者不必担忧外界的湿邪入侵，适当吃些萝卜有助于湿热外泄，对痰湿体质者来说也是改善体质的一种手段。

既然姜与萝卜对人体健康大有益处，究竟怎么吃才能将其保健功效发挥到极致呢？萝卜是日常生活中常见的食物，煎、炒、烹、炸、炖均可，即可单独成菜，也可与其他食物搭配食用。至于生姜的食用方法，就不像萝卜那么简单了，有必要在此细说一番。

有些人炒菜、煲汤、炖菜的时候喜欢用姜调味，但这种吃法会使姜的辣味全无，失去了原有功效，这种吃法不可取。要想用姜来改善痰湿体质，就要促进发汗；要想温暖脾胃、散水湿和痰湿，就要保留姜的辣味，最好能达到吃过姜后全身生热、出微汗。平时，可将生姜、红枣、红糖三者搭配煮成姜糖水趁热饮用。上班一族也可将煮好的姜糖水装进保温瓶，带到单位随喝随取。痰湿体质者夏季坚持喝姜糖水，会觉得情绪平稳很多。这是因为，姜糖水会令人发汗，促进了体内湿邪外排，身体自然会感到轻松。

对于姜的用量该如何控制呢？这个问题可根据痰湿的轻重而定。痰湿体质较重且伴有肥胖、出汗少等时，可加大姜的用量，1杯姜糖水放7片姜。若痰湿体质较轻，身体暂时没有出现肥胖时，1杯姜糖水放3~4片姜就可以了。如果痰湿体质伴有月经失调，血块较多，可加大红糖的用量。

生姜虽然对痰湿体质者的助益颇深，但有抽烟喝酒习惯的痰湿体质者需避免食用。因为抽烟喝酒的人咽喉容易受到刺激而出现咳嗽症状，生姜的辣味对咽喉有较强的刺激性，所以此类人群不宜用生姜改善体质，需另寻他法。

空调还是少用为妙

空调的使用问题前文已经反复提及了，此处再次提出似乎有点老生常谈的感觉。但出于它对痰湿体质的重要影响，我不得不再次唠叨一番。

对于空调的使用似乎是一把双刃剑，凉风习习，让人在炎热的夏季也能感受到秋季的凉爽，降低了中暑的发病率，是一件十分惬意的事。但惬意的同时又降低了人体自身的耐热能力，抑制汗液的排出。"夏天出汗、冬天保暖"这是大自然赋予人类的自然本性，而出汗则是人体排除湿气的最佳途径。炎炎夏日，人们的食欲降低，多汗、多消耗是人体的自然反应，也是人体大扫除的最佳方式。如果因空调的使用而错失了这一天赐良机，对痰湿体质者来说影响尤为重大。

由于室外与空调房之间的温差较大，外出一身大汗时，突然进入空调房，势必会阻碍湿气的排出，使原本要排出体外的湿气又憋了回去。这种做法不用我说，稍微有些养生常识的人都知道，是对健康有害的，不但会降低人体的免疫力，还会将湿邪禁锢在体内，加重痰湿程度。

对于痰湿较为严重的人来说，运动出汗特别多的时候，千万不要立即吹空调、吹风扇、也不要立即用冷水冲凉。因为，这样做最容易使外湿内湿相互结合，损伤身体。最佳的做法是，运动后等汗落下去后，再去洗澡，且洗澡后立即换上清洁干燥的衣服。

痰湿体质者避免着紧身衣

"窈窕淑女，君子好逑"，自古以来便把窈窕的身材作为衡量女性美的一个标准，且这一标准一直延续至今。这也使得许多爱美的女性，想尽一切办法彰显自己的曼妙身材。于是，各路服装商家瞄准了女性的爱美心理，都在精心推出一款款塑身衣、瘦身衣以及紧身衣。但无论是塑身衣、瘦身衣还是紧身衣对健康人来说似乎影响不大，但对于痰湿体质者来说却有着非常大的危害。

痰湿易引发肥胖，痰湿型肥胖的女性当然也希望恢复苗条身材，但追求归追求，方法要选得恰当才好。通过穿塑身衣、瘦身衣来达到减肥目的是完全不可取的。这是因为过于紧绷的衣服不利于湿气的散发，使痰湿积聚在体内无法排出来。时间久了，就会出现口臭，这可不是好现象，是气血经脉受阻而郁结化热的表现。所以，对于痰湿体质的人来说，身着宽松舒适的衣服较佳，棉麻、丝绸、天然纤维质地的衣服有利于湿气散发。

痰湿型肥胖的最佳减肥法——热水泡脚

有一次我在网站上看到一位病友的留言，他说："医生，我是您的一位老患者。前年被您诊断为痰湿体质，当时我没太在意，结果原本较瘦的身材逐渐变了形，现在竟然成了个胖子，减肥势在必行，给我出出主意吧！"其实，这个问题我曾多次遇到，无论是电话咨询还是来医院就诊，抑或网络求助，痰湿型肥胖者的减肥问题确实比较棘手。今天，就此机会，我为有这方面困扰的读者朋友支个招——热水泡脚。

我国有一句古话："热水洗脚，胜吃补药。"每天若泡脚30分钟，就能达到减肥的目的，有些痰湿型肥胖者可能会质疑我的说法。此做法具有很可信的理论依据。首先，热水泡脚可以调理脏腑功能。人的五脏六腑在脚上都有相应的反射区，如果经常用热水洗浴脚部，能有效刺激足部穴位和反射区，增强血液循环功能，调理脏腑。脾脏的运化功能得到改善，排出体内湿气的力度自然增强，痰湿体质得到缓解，减肥自然是水到渠成的事。其次，用热水泡脚可以加快身体的血液循环。开始泡脚时，会先从脚底传来温暖的感觉，几分钟后，体内就会觉得热乎乎，然后气会随着血液循环至身体的每个角落，促使积存在体内的代谢废物排出体外。这么一来，就可以驱散体内的寒邪，调整神经系统及内分泌的平衡。不但能达到减肥的效果，还能消除失眠、头痛及身体疲劳。只不过，此法的见效不是十分快，必须坚持下去才能收到满意效果。

无论做什么事情都要讲究方法，方法得当事半功倍，方法不对，则有可能适得其反，泡脚也一样。具体方法是：

第一，做好泡脚前的准备工作

1.准备1个热水瓶，装满热水备用。

2.准备1个泡脚用的木桶，大小要足够让双脚轻松地泡在里面。方形的比传统的圆形水桶更好用。

第二，开始泡脚

1.在木桶中倒入15～20厘米深的水，水温以40℃左右为佳，可以放些你喜欢的浴盐或其他泡脚产品。

2.双脚放进水桶中，基本浸泡时间为15～20分钟。

3.感觉水温降下来时，可以将热水瓶中的热水倒入木桶中继续泡脚，直至全身上下出汗为止。

4.泡完之后将双脚擦干，穿上袜子保暖。

为了提高泡脚的效果，也可将陈皮5克，茯苓5克，水煎成汁兑入洗脚水中，效果会更好。

第三，泡脚的注意事项

1.泡脚的时间不能过长，最好控制在15～20分钟。双脚长时间浸泡在热水里，会加快脚局部的血液循环，使体内的血液大量地涌向下肢，会造成血管超负荷。

2.水温不能太高，许多人都有一个错误的认识，认为泡脚用水温度越高效果越好。其实并不然，泡脚的最佳水温在40℃左右，要求热而不烫，由于手的温度感应较迟钝，所以最好不要用手试水温，最好是用脚去感受。假如水温过高的话，脚上的血管容易过度扩张，体内血液更多地流向下肢，反而容易引起心、脑、肾等重要器官供血不足，对身体不利。

3.避免饭后立即泡脚，因为双脚遇到热水后，脚部的血管迅速扩张，血液大量流向下肢，胃部得不到充足的血液滋养，长期下来会影响胃的功能。

4.泡脚后不能马上睡觉，趁着双脚发热的时候揉揉脚底，及时穿好袜子保暖，待全身热度缓缓降低后再入睡效果最好。

5.并非所有痰湿型肥胖者都可用此法减肥，痰湿体质且伴有心血管疾病的人、糖尿病患者最好避免使用该法。

改善痰湿体质的常见穴位

水分穴

水分穴位于人体中腹部，肚脐上一指宽处（即拇指的宽度。为任脉上的重要穴位之一。水分穴的主要功能在于分流水湿。若经常刺激该穴位，则可令人体内的水湿顺利分流开来，降低在体内囤积的概率。

按摩时，可将掌根部置于该穴处，以顺时针的方向按揉，每天按揉2

次，每次3分钟。

中脘穴

中脘穴位于上腹部，在前正中线上，当脐中正上4寸处（图37）。因为穴位在胃体中部，所以叫中脘，具有和胃健脾、促进脾胃运化的作用。痰湿体质者脾胃功能不佳，常对该穴位进行合理刺激，则可强化脾胃功能，加快体内的痰湿排出体外。按摩中脘穴对痰湿体质有痰湿困脾者的保健效果尤佳。

按摩时，可用指端或掌根在穴位上轻揉3分钟，也可以用掌心或四指按摩中脘，5分钟即可。

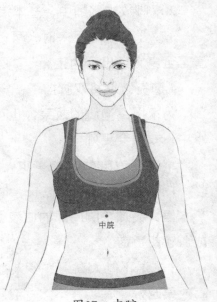

图37　中脘

丰隆穴

丰隆穴位于外踝上8寸，胫骨前缘外侧1.5寸，胫腓骨之间（下页图38）。取穴时，可从腿的外侧找到外膝眼和外踝这两个点，连成一条线，然后取这条线的中点，接下来找到腿上的胫骨，胫骨前缘外侧约两指宽的

调养体质一点通　艾灸改善痰湿体质效果佳

艾灸对改善痰湿体质也具有较好的作用。每次用艾条温灸时，可选择腹部、下肢各一个穴位，不要太多，一般灸到皮肤发红发烫即可。如果在艾灸后出现口苦、咽喉干痛、舌苔发黄、大便干结、失眠等问题，可多喝些水，减少穴位，如果症状不见好转需停灸。

实际上，刺激任脉、足太阴脾经、足少阳胆经、足阳明胃经、足太阳膀胱经，都对改善痰湿体质有非常好的功效，平时可对这些经脉进行恰当的按摩。

地方即为本穴。丰隆穴原是指古代神话中的雷神，从穴位名称的发音上来解释，丰隆是一个象声词，假借轰隆打雷的声音。如果能经常刺激该穴位，就能将脾胃中的浊湿像打雷下雨一样排出去。中医认为，丰隆穴的主要作用在于化痰湿、和胃气。

按摩时，可用拇指或中指指端按压在丰隆穴处，每天早晚各按摩1次，每次3分钟。只要是痰湿体质的人都可以选用这个穴位。

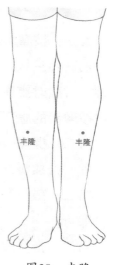

图38　丰隆

阴陵泉穴

阴陵泉穴位于膝盖下方，沿着小腿内侧骨往上捋，在胫骨内侧髁后下方的凹陷处即是。此穴是脾经的合穴，从脚趾出发的脾经经气在这儿往里深入，具有健脾除湿的功效。经常按摩此穴可强化脾脏的运化功能，促进体内的痰湿排出体外，适用于所有的痰湿体质者。

按摩时，可用拇指或中指指端按压在阴陵泉穴处，每天早晚各按1次，每次3分钟。

加强运动，改善痰湿体质

人体内的"痰"与"湿"并非与生俱来的，而是体内津液运化失常、凝滞结聚而成的病理产物，健康人体内的津液可转化成了精微物质被人体消化吸收了。

人体内的血要靠气的推动作用才能运行，而身体里的湿要随着血液的运行流遍全身，或随着身体的活动而自然消耗掉。

由此看来，越是不运动，就越容易诱发或加重痰湿体质。倘若一直以身体肥胖为由，长时间窝在沙发里或躺在床上不动，气就不能正常地升降出入，人体便会出现气机阻滞、气机失调的问题。气的运行受阻，血液的流通自然会受到影响，体内的痰湿便会越积越多，痰湿体质就此便形成。

本小节特意为痰湿型肥胖者推荐几种简单的运动方法，对减肥很有帮助。

第一，按摩腹部。被按摩者取仰卧姿势，按摩前可在腹部涂抹适量的按摩油，然后以肚脐为中心，用整个手掌由内向外，按顺时针方向按摩3分钟。按摩时要注意，最好将腹部的脂肪层推动起来，肉动大于皮动，直到被按摩者的腹部产生热感为宜。

第二，提捏臀部运动。取站立姿势，双腿自然分开，用双手掌自下而上提捏、推揉臀部肌肉，约3分钟即可。

第三，敲打臀部运动。取自然站姿，双手握成空拳，敲打臀部，约5分钟即可。

第四，推搓腹部运动。该运动可取站姿，亦可采用仰卧姿势。将双手交叠置于腹部肋缘下，从上腹推至下腹，反复操作5分钟即可。

第五，提捏侧腹运动。将双手置于腹部，拇指和其余四指相对用力，将腹部脂肪捏起，停留片刻再松开，由腹部两边向中心推进，反复提捏5次。然后将双手分开置于腹部两侧，向中间推揉，以缓解不适，继而再进行摩腹运动。

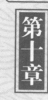

第十章

湿热体质，清热利湿改善痘痘丛生

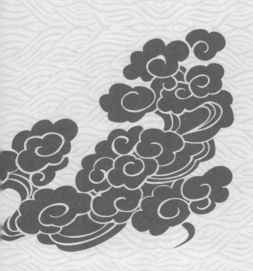

湿热体质自我检测

有些读者朋友，脸上经常出痘痘，于是怀疑自己是湿热体质。其实，判断湿热体质并不能单凭脸上长痘这单一的症状妄下结论。下面，我就给读者朋友们提供一个湿热体质的小测试，通过这一测试，即可大致判断出自己是否属于湿热体质的范畴。

近1年内的身体感受	答案
1.面部是否经常油光发亮，特别是"T"字区，即便半小时前刚洗过脸，就觉得脸上油腻，泛起油光？	是○ 否○
2.是否出现牙齿没有光泽、牙齿发黄、牙龈呈深红色或暗红色的现象？	是○ 否○
3.眼睛是否常会出现红血丝、容易疲劳、经常酸痛、视物不清等现象？	是○ 否○
4.是否经常有身体沉重、浑身无力、困倦的现象，即使每天睡足9个小时，也常有昏昏欲睡的感觉？	是○ 否○
5.面部是否常有不清洁、灰暗的感觉，如面色发黄、发暗、油腻？	是○ 否○
6.皮肤是否较容易生痤疮，而且大多属于脓包质，或者皮肤常出现化脓性的炎症？	是○ 否○
7.是否经常出现口臭，或者嘴里有异味，泛酸的现象？	是○ 否○
8.是否常有呼吸费力，总有上气不接下气的感觉，胸口就像压了一块石头一般？	是○ 否○

测试结果：如果在1年之中，以上8道测试题你有一半以上的切身感受，基本可以判定你属于湿热体质。

什么是湿热体质

要想了解湿热体质，我们就得先知道什么是湿与热。所谓的湿，可分为外湿和内湿。外湿就是指气候潮湿，或涉水淋雨，或居家潮湿，使外来水湿邪气入侵人体；内湿常与消化功能有关。中医认为脾有"运化水湿"的功能，若脾脏的功能失调，不能正常地"运化"，就会使"水湿滞留于体内"；且脾虚的人也易招来外湿的入侵，外湿也常困阻脾胃使湿从内生，所以两者既是独立的又是相互关联的。那么什么是热呢？热是一种热象。而湿热中的热是与湿同时存在的，或因气候炎热湿气较重，湿与热合并在一起入侵人体，或因体内的湿久留不能排出体外而转化成热等，都说明湿与热同时存在的。

既然了解了什么是湿与热，那湿热体质就比较容易理解了。所谓的湿热体质，就是指人体内有了多余的湿和热，且无法排出体外而形成的一种体质类型。举个例子来说，年纪稍大一点的人可能知道，过去科技没那么发达，每到麦收的季节，农民们都是用镰刀割麦子，用打麦机脱粒，并将麦秆堆成垛以备冬天烧火用。天气好的时候，太阳将麦秆垛晒得暖呼呼的，躺在上面非常舒服。一旦下过雨后，天气放晴，再躺在上面，可就没那么舒服了，别看表面上干干的，躺下去后又湿又热的感觉就会流遍全身，这就是"湿热"。时间久了，被湿气和热气熏蒸的麦秆就会发出一股闷臭的味道。其实，湿热体质也是如此。特别是到了夏天，气温比较高，在外环境的影响下，体内环境不清洁，又湿又热，排泄不畅，反应在身体上即为皮肤油腻、口干口臭、小便发黄、大便黏等一系列的湿浊表现。

湿热体质的特点

湿热体质通常情况下表现为：肢体沉重、发热（下午比较明显），舌苔黄腻，脉象较细。湿热体质的具体表现还需根据湿热所滞留的位置而论。若湿热滞留在皮肉会出现湿疹、疔疮、鼻尖经常油光闪闪、皮肤瘙痒、粉刺丛生等；湿热滞留在关节筋脉则会出现局部肿痛。通常所说的湿热体质多指湿热深入脏腑，特别是脾胃的湿热，可见脘闷腹满、恶心厌食、便臭稀、尿短赤、口臭口苦、脉濡数；肝胆湿热则表现为肝区胀痛、口苦食欲差、身目发黄、发热怕冷交替、脉弦数；大肠湿热则出现腹痛腹泻、泻脓血便、肛门灼热、口渴；膀胱湿热则表现为尿频、尿急、排尿不畅且有痛感、尿液色黄浑浊。

湿热体质是怎样形成的

虽然湿热体质的形成与先天禀赋脱不了关系，但后天环境影响却是令湿热体质人群数量大幅度上涨的罪魁祸首。就拿现如今的大环境来说吧，什么温室效应、什么环境污染、什么辐射之类的，在几十年前，这类新名词人们闻所未闻，可到了如今，这种说法已经非常普遍了，就算刚上小学的小学生都能对温室效应、辐射之类的说上一二。在这种大环境的影响下，阳气旺盛成了大趋势，为湿热体质的形成创造了有利的外在环境。另外，从人体这个小的环境来看，各种制冷设备如空调、冰箱等的相继出现，方便了人类的生活，但同时也带了了很多副作用，大大减少了人体排汗的机会，以至于湿热滞留在体内无法顺畅排泄，这也是湿热体质的成因之一。最后我要讲的是各种各样的生活因素，如吸烟、喝酒、不良的饮食习惯、贪吃各类保健品，等等，都是造成湿热体质的因素。所以，我建议大家规律生活、顺应自然、把好口关，养好体质。

湿热体质的生活调养原则

湿热体质不可不吃的明星药食

绿豆

性味归经

性寒，味甘，无毒，归心、胃经。

食疗功效

绿豆具有清热解毒的作用，热性体质及易患疮毒者尤为适宜。

食疗方

绿豆汤：将绿豆淘净，用大火煮沸10分钟，取汤，冷后食用。此汤可用于解毒清热。

薏苡仁

性味归经

性凉，味甘、淡，归脾、胃、肺经。

食疗功效

薏苡仁具有健脾渗湿、除痹止泻、清热排脓的作用。是湿热体质者的最佳养生食品。

食疗方

薏苡仁粥：取薏苡仁、粳米各30克，分别洗净熬成粥即可。空腹食用，对风湿痹痛、筋脉拘挛、脾虚泄泻有非常好的食疗作用。

薏苡仁百合冰糖饮：取薏苡仁50克，百合10克，水煎汁，加冰糖即可。此方对扁平疣、雀斑、痤疮有较好的食疗作用。

丝瓜

性味归经

性寒，味甘，无毒，归肝、胃经。

食疗功效

丝瓜具有除热利肠、消炎去火、解毒清热的食疗作用，可用于痘疮不出，乳汁不下、肺痈、肺痿等症。

食疗方

丝瓜瘦肉汤：取新鲜丝瓜250克，去皮洗净后切片；取瘦猪肉200克，洗净切块，与丝瓜块一同放入锅中，加适量清水，煮至肉烂时，用食盐调味，佐餐食用。此方有清热利肠、解暑除烦的食疗作用。

丝瓜汁：取新鲜丝瓜1根，捣烂取汁，涂于患处。此方可用于疱疹、黄水疮、热疖、荨麻疹。

莲藕

性味归经

性寒，味甘，归心、脾、胃经。

食疗功效

莲藕具有清热凉血的作用，可用来辅助治疗热性病症；莲藕味甘多汁，对因热病导致的口渴、衄血、咯血、下血等症尤为有益。

食疗方

莲藕汁：取鲜莲藕250克，洗净切片，放入锅中，加适量清水煮成藕汁，关火后加糖调味，代茶饮。此方具有清热解暑的作用。

红豆

性平，味甘、酸，归心、小肠经。

食疗功效

红豆具有利水消种、解毒排脓的作用。可用于辅助治疗水肿胀满、脚气水肿、黄疸尿赤、风湿热痹、痈肿疮毒、肠痈腹痛等症。

食疗方

红豆薏苡仁汤：取红豆、薏苡仁各50克，二者分别洗净，先放入清水中浸泡半小时，再放入锅中共同熬煮，红豆、薏苡仁熟烂后，加糖调味即可。此汤利湿清热功效尤佳，湿热体质者可经常饮用。

藿香

性味归经

性微温，味辛，归脾、胃、肺经。

食疗功效

藿香具有化湿和中、祛暑解表的作用，可用于治疗暑湿感冒、胸闷少食、恶心呕吐、腹胀腹泻等症。

食疗方

藿香炒黄鳝：取适量藿香叶，切碎，放入烹制好的鳝鱼中调匀即可食用。缓解腹胀效果较佳。

茯苓

性味归经

性平，味甘、淡，归心、肺、脾经。

食疗功效

茯苓具有健脾和胃、利水渗湿、宁心安神的作用，治疗痰饮、水肿、小便不利等症效果较佳。

食疗方

茯苓粥：取白茯苓6克；粳米60克，淘洗干净，与茯苓一同入锅煮粥即可。每日1次。辅助治疗脾虚食少、腹泻有较好的功效。

玉米须

性味归经

性平，味甘，归膀胱肝、胆经。

食疗功效

玉米须具有利尿泄热、平肝利胆的作用，可用于治疗肾炎水肿、脚气、黄疸型肝炎、高血压、胆结石、糖尿病等症。

食疗方

玉米香蕉西瓜汤：取玉米须、

西瓜皮、香蕉各适量，加水煎煮成汁服用，辅助治疗原发性高血压效果较佳。

少饮酒，少吃辛辣油腻食物

酒对湿热体质者来说是一大禁忌。人们在生活中都有过这样的体验：发面时要把面粉和发酵粉掺在一起，用水和成面团，在温热的环境中放置一上午，面团就会膨胀起来，且非常松软。这是因为在发酵的过程中产生了热量和气体，才使得面团变大了，且表面上有很多小孔。酒在酿造过程中也是同样的道理，谷物经过长时间的发酵后，成了酒糟和清液，热量开始聚集，于是酒里蕴含了太多的热量。当酒进入胃后，体内就会有灼烧的感觉，毛孔开散，周身泛红。对于健康人来说，此状况可能无害，但对于湿热体质者来说，本来体内就聚集了大量的湿和热，且外排不畅，如果再饮酒势必会加重内热，加之外环境的影响，体内的环境更加糟糕，湿热的情况会更加严重。倘若自己再视而不见，将会酿成大祸。

所以，建议湿热体质者，特别是本身属湿热体质且患心血管疾病者，必须立即戒酒，以免造成生命危险。这并不是危言耸听，一桩桩实实在在的事例就在我们身边，不得不引起我们的高度重视。

避免食用辛辣及肥甘厚味食物

说完了酒对湿热体质者的危害，我还要强调一点，辛辣食物对湿热体质者来说同样不适合。这是因为，辛辣食物大多属于温热性食物，进入人体后会产生内热，湿热体质者体内的湿与热过多，如果再继续食用辛辣食物，则会加剧体质偏颇，给健康造成重大伤害。

现代人的生活水平提高了，餐桌上的素食越来越少，取而代之的是大鱼大肉。而"大口吃肉"的生活方式一直被人们视作"新生活""新主张"。但我要告诉湿热体质的朋友，"大口吃肉"的活法并不适合你。中医认为脾有"运化水湿"的功能，一是要运化吃下去的食物，二是要运化体内的水分和湿邪。湿热体质者脾的运化功能不佳，如果再经常食用肥甘厚味类食物，便会加剧脾胃的负担，体内的水湿更无法运送至体外，更加剧了体质的偏颇。即便是健康人，若长期大量食用肥甘厚味类食物，也容易使体质向湿热型发展。所以，清淡饮食对湿热体质者来说尤为重要。特别是在炎热的夏季，更要多吃些既能健脾又能化湿的清淡食物。例如，薏苡仁、冬瓜、红豆、绿豆、空心菜、苋菜、芹菜、黄瓜、丝瓜、葫芦、藕等。

对于无肉不欢的湿热体质者，我的建议是尽量少吃红肉、多吃些白肉，即少吃热性偏大的牛羊肉、狗肉，多吃些鱼、鸡、鸭类。烹调方式也需适当调整一番，尽量少油炸、红烧，多清蒸、炖煮。

慎服中药，少喝凉茶

有些湿热体质者可能会有疑问：我是湿热体质，难道一辈子就要与之斗争了吗？湿热体质通常是过渡性体质，青壮年时期较为多见。因为，湿热体质的人，常常由于身体酸痛、感染、上火、发炎、二便不畅会吃些具有清热解毒、祛湿通泻等苦寒伤胃或寒凉利尿的药物。所以到了中老年以后，该种体质就会逐渐转化，至于转化成哪种体质，则要根据所服药物而定。如有的人可能利尿祛湿、清热解毒的

药物吃得较多，结果转化成了阴虚体质，有的人则慢慢变成阳虚体质了，也有人转变成了痰湿体质。总之湿热体质不是固定不变的，它会根据服药状况发生变化。

经过上面的论述可见，祛湿利尿、清热解毒类的药物不可随便服用，这类药一般都不平和，不能久服，只要体内多余的湿热已祛，舌苔不黄，小便变清，大便通畅，炎症消了，就必须马上停止用药。体内没有生热时，更不宜服用。

再有，凉茶不是所有人都可以喝的，要根据个人体质决定，同时也要根据自身的具体状况来调节凉茶的摄入量。一般来讲，体质差及寒性体质的人不宜饮用凉茶，以免引起肾虚。热性体质的人适当饮用对清除体内多余的热量有帮助，但也要把握住分寸。特别是湿热体质者，身体内滞留了大量的湿和热，若大量饮用凉茶，虽然起到了清热的作用，但此物性寒凉，寒气也滞留在了体内，更加剧了湿的症状。

我国岭南地区的人，有饮凉茶的习俗，实际上这类人属于外热内寒型，多喝凉茶无益。相反我国北方人则属于外凉内热型，夏季适当喝凉茶对身体有益。

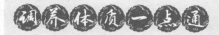 **四君子汤加味**

材料： 人参6克，白术6克，茯苓6克，炙甘草6克，厚朴花10克，薏苡仁15克，玉米须20克。

做法： 将以上材料分别研碎，混合均匀。每次取15克，加适量水，煎煮30分钟，取汁饮服，不限时间，服用时可用少许盐调味。现代人很少用此法，可直接用水煎煮所有材料，取汁代茶饮。此方具有益气健脾的作用，湿热体质者服用有清热除湿之效。

避免熬夜，睡好子午觉

生活中，可能很多人的工作性质决定了必须过"黑白颠倒"的日子，大家会说："没办法，这是我的工作。"如果真如此，我建议尽量使自己的生活有规律，尽量在午夜11点～凌晨2点之间睡上一会儿，中午适当小睡。前文曾经多次强调"睡好子午觉，胜过吃补药"。对于湿热体质的人来说，特别是湿热蓄积于肝胆部位的人来说，子时入睡显得更加重要。中医认为：子时胆经当令，气血流注于胆经，也是养人胆气的最佳时机，而高质量的睡眠即是最佳的养生方法。若胆气此时没有生发起来，就会影响到其他脏腑的功能，使湿与热无法顺畅排出体外而加剧不适症状。而午时心包经当令，可以说是

一天当中最重要的一个时辰，因为这一段时间我们要进行最重要的两项活动，吃饭和睡午觉，饮食可以养形，睡眠可以养神，形神兼备人体才能健康。另外，适当午睡还可以为下午的工作、学习储备能量。

在此，我还要提醒"黑白颠倒"以及经常熬夜的湿热体质者，本来睡眠习惯已经被人为破坏，就要在饮食上倍加注意了。有些人喜欢一边熬夜一边吃零食，特别是天气闷热的夏季，一边吹着空调，一边吃着零食，便觉得熬夜是如此惬意，殊不知这么做的结果却会损伤脾胃。对于湿热体质者来说，脾的运化功能降低，会使湿热滞留于体内，倘若一而再、再而三地伤害脾胃，湿热体质便会雪上加霜。

我们都知道，熬夜加班也需要

消耗一部分体力，产生饥饿感是十分正常的，此时可以吃一些易消化的食物，如小米粥等。但切记要避免摄入高脂肪、高热量的油腻、煎炸食物，以免加重湿热症状。

另外，经常熬夜的湿热体质者，还可以采取一些有效的滋味调理方法。如出现湿热症状，可以采取清肝热的方法进行调理，可以用夏枯草煲汤，或用菊花泡茶饮用。长期熬夜，又有抽烟习惯的湿热体质者要注意保养肺脏，可以选择具有养肺功效的百合、麦冬、银耳进行食补。

改善湿热体质的五大保健穴位

承山穴

承山穴位于小腿后侧正中，委中穴与昆仑穴之间，在伸直小腿或足跟上提时腓肠肌肌腹下出现尖角凹陷处（图39）。此穴的除湿功效最强，因为它是足太阳膀胱经上的重要穴位，刺激承山穴能振奋膀胱经上的阳气，排出人体湿气。点按承山穴也可以作为居家检测体内是否有湿气蓄积的一种方法，倘若轻按此穴出现明显的酸胀痛感，这就说明体内有湿气蓄积，反之则一切无恙。

湿热体质者，平时可坚持按摩此穴，对改善体内湿热状况有帮助。用拇指指腹反复按揉此穴，直到身上微微发热为止。按摩的力度可根据个人承受力进行调节。

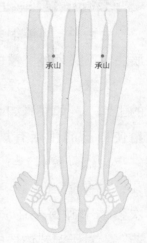

图39　承山

肝俞穴

肝俞穴位于背部，在第9胸椎棘突下，旁开1.5寸处，是肝的背俞穴（图40）。中医认为，肝主疏泄，当体内的湿热蓄积于肝脏时，肝的疏泄功能受损，体内的湿热更无法排出体外，会加重湿热症状。而经常按摩肝

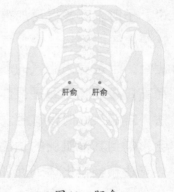

图40　肝俞

俞穴则具有疏肝利胆，散发肝脏之热的作用。另外，肝俞穴也是足太阳膀胱经上的穴位，经常给予适当刺激，同样能振奋膀胱经上的阳气，排出人体的湿气。

居家按摩时，被按摩者需采取俯卧姿势，按摩者将双手拇指指腹置于肝俞穴处，轻轻按摩3分钟。

胃俞穴

胃俞穴位于背部，在第12胸椎棘突下，旁开1.5寸处（图41）。主治一切消化系统疾病，如胃溃疡、胃炎、胃痉挛、呕吐、恶心等。该穴位还可以有效地配合治疗由于胃肠功能异常引起的身体消瘦等消化系统病症。

据传统中医经验，经常刺激此穴，还可使胃中的湿热水气顺畅地外输到膀胱经，避免湿热滞留于胃部，引发消化系统疾病，是湿热体质者的另一大保健穴位。

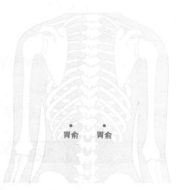

图41　胃俞

阴陵泉穴

阴陵泉穴是足太阴脾经的合穴，在小腿内侧，当胫骨内侧髁后下方凹陷处（图42）。中医认为，此穴的主要功能在于清利湿热、健脾理气、益肾调经、通经活络。湿热体质者脾的运化功能失调，致使湿热积滞于体内，诱发出多种不适症状，如痤疮、口臭、口苦等。经常按摩阴陵泉穴，则可健脾理气，改善脾脏的运化功能，消除湿热引发的多种不适。另外，此穴在治疗疾病过程中应用非常广泛，可治疗泌尿、生殖系统疾病，如遗尿、尿潴留、尿失禁、尿路感染、肾炎、遗精、阳痿等症；消化系统疾病，如消化不良、腹胀、肠炎、痢疾；妇产科疾病，如阴道炎、月经失调等。

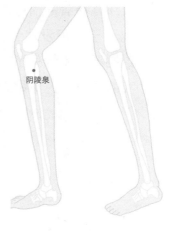

图42　阴陵泉

163

三阴交穴

三阴交穴位于小腿内侧，足部内踝尖直上3寸，胫骨后缘处。是湿热体质者的保健要穴之一。从其命名上来看，三阴，足部三条阴经也；交，交汇的意思，合起来讲即是足部三条阴经经气交汇之处。经常对此穴位进行按摩，有利于人体的废弃物顺畅地排出体外，保证人体内环境清洁。

湿热体质者不仅可以对以上穴位进行按摩刺激，还可以用拔罐的方式帮助机体排出湿热之气，此方法操作简单，同样适合居家自疗使用。不过，在拔罐过程中要注意，拔罐的时间并非越长，效果越好。其实从点火到起罐，一般15~20分钟就可将罐取下。如果是年老体弱者，一般10分钟即可。拔火罐也并非人人适宜，体质比较虚弱，皮肤有炎症、溃疡或者破损者，就不适合拔火罐疗法。

游泳是湿热体质者的最佳运动方式

湿热体质是以湿浊内蕴、阳气偏盛为主要特征的体质状态。适合做大强度、大运动量的锻炼，如中长跑、游泳、爬山、各种球类、武术等。

如此可以消耗身体内多余的热量，排泄多余的水分，达到清热除湿的目的。

本节我为湿热体质的朋友们特别推荐游泳运动，它不但能帮助人体排出湿热，还是体型肥胖的湿热体质者减肥的最佳选择。

湿热体质者的情绪波动较大，经常为了游泳的姿势不正确而跟自己较劲，以至于不但没达到预期目的，反而影响了情绪，加重了湿热体质症状，这岂不得不偿失了？

我的建议是，不妨到游泳馆请游泳教练给予你正确的指导，在教练的指导下，相信你的泳姿会逐渐规范的。

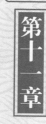

第十一章

特禀体质，
预防保健势在必行

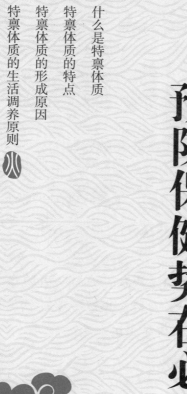

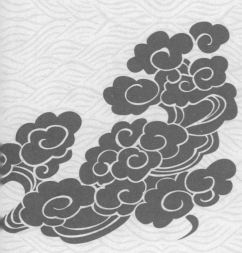

特禀体质自我检测

特禀体质是众多体质中最麻烦的一种，该类体质的人不敢随便吃喝，不能随时外出游玩，特别是景色优美的春天，对他们来说更是难言之痛。那么，你究竟是否属于特禀体质范畴呢？测试一下就知道了。

近1年内的身体感受	答案
1.是否经常无缘无故地打喷嚏？	是○　否○
2.是否闻到异味或到了季节更替、温度变化时，就会出现咳嗽、气喘、胸闷的现象？	是○　否○
3.是否经常患荨麻疹、丘疹、瘆疹等皮肤病？	是○　否○
4.是否经常无缘无故地出现腹痛、恶心、呕吐、腹泻等症状，特别是吃过东西后恶心、呕吐的现象出现的频率较高，或者吃点凉东西就腹泻，即便是天气炎热的夏天也经常如此？	是○　否○
5.吃过药物、食物，或接触过油漆、涂料之类的东西，或在新装修的房子中久留后会出现一些过敏现象，如皮肤起点状或块状的红包，且伴随着发痒等？	是○　否○
6.是否经常有鼻塞、流鼻涕或流眼泪的现象，即便没感冒也会如此？	是○　否○
7.皮肤是否因过敏出现过紫红色淤点或淤斑？	是○　否○
8.眼睛是否经常出现红血丝、瘙痒或红肿的症状？	是○　否○
9.每到春季或秋季就会感到咽喉发痒、肿痛、有异物感等？	是○　否○
10.皮肤只要轻轻一抓就会出现明显的抓痕，或者周围皮肤红出一片？	是○　否○

什么是特禀体质

特禀体质是指一类体质特殊的人群。该类体质者大致可分为三种：第一种是遗传病体质，该种体质是因先天或遗传因素造成的体质缺陷。先天是指人在出生之前的过程，先天性疾病没有相应的遗传基础，是胎儿在生长发育期间受到有害因素的影响，并在出生后即表现出来的疾病，这类疾病大多很难治愈；遗传性疾病则是指亲代的特征在遗传给子代的过程中，遗传物质发生改变而形成的，该类疾病具有遗传性。第二种是胎传体质，就是母体在妊娠期间受到不良影响，并将其传到胎儿体内所造成的一种体质。第三种是过敏体质，如过敏性鼻炎、过敏性哮喘、过敏性紫癜等过敏性疾病，这类病症均属于中医可调治范围，是我们研究特禀体质的重点所在。

特禀体质的特点

特禀体质者在形态上没有特殊之处，但遗传病体质和胎传体质者可能会出现身体畸形，或患有血友病、先天愚型等。

过敏体质者对气候、异物等外界环境的适应能力较差，常无缘无故出现打喷嚏、流鼻涕、咽喉肿痛等症状，误食食物或药物后，可能会发生过敏反应，出现皮肤红斑或紫癜。

特禀体质的形成原因

特禀体质是受遗传影响最大的一种体质类型，父母的体质特征决定了子代的体质类型。特别是遗传病体质和胎传体质，基本上是遗传的结果。至于过敏体质，有研究表明，父母双方都是过敏体质，子女出现过敏体质的概率占70%；仅父亲是过敏体质，子女遗传该类体质的概率为30%；仅母亲是过敏体质，子女则有50%的概率出现同一类型的体质。这就说明，母亲的体质类型对子女的影响更大一些。

从中医角度来分析，过敏性疾病与先天禀赋有关，是卫表不固、感受外邪造成的。所谓的卫气可以将其形象地比喻成机体的外墙，能有效阻挡外邪对机体的入侵，如果卫气的保护功能降低，机体很容易感染疾病。当卫气的保护功能受到限制的时候，机体对外界的过敏原势必会更加敏感，出现一系列的过敏反应，如打喷嚏、流鼻涕、皮肤瘙痒、局部红肿发热、起红疹子等。

虽然说遗传是特禀体质形成的主要原因，但在科技发展日新月异的今天，环境因素对特禀体质的形成也起着不可忽视的作用。当然，遗传病体质是受限于父母双方的基因问题。但胎传体质和过敏体质都或多或少与外界环境有关。例如，在怀孕过程中，孕妇服用了某些对胎儿影响很大的药物、孕妇长期待在污染比较严重的环境中、孕妇经常食用被污染的食物等都会影响胎儿的正常生长，导致孩子出生后形成特禀体质。

对于过敏体质者来说，人类在社会生产过程中产生的有害物质，如化学物质、病原体、噪声、废气、废水等环境污染物，破坏了原本纯净的自然环境，使螨虫、真菌等滋生泛滥，使人类患上各种过敏性疾病，致使人体形成过敏体质。高科技给人类带来便利的同时，也使人类的体质更加脆弱，随着空调、暖气的普及，冬天不再寒冷，夏天不再燥热，室内外悬殊的温度使人体腠理骤开骤闭，开闭无常，久而久之人体抵御外邪的能力逐渐下降，这也是形成过敏体质的一方面因素。另外，药物不但是胎传体质形成的一个因素，如果服药不当也可诱发过敏体质，或加重过敏症状。

特禀体质的生活调养原则

改善特禀体质的明星药食

灵芝

性味归经

甘，平，归心、肝、脾、肺、肾经。

食疗功效

补气安神，止咳平喘。

食疗方

将灵芝片20~30克放入砂锅中，加水煮沸1小时，取汁，每日代茶饮用。或者取灵芝15～20克，大枣60克，水煎后加适量蜂蜜，调服即可。对特禀体质具有较好的食疗作用。

蜂蜜

性味归经

性平，味甘，归脾、肺、大肠经。

食疗功效

蜂蜜能有效预防过敏，因为其中含有微量的蜂毒，该成分被临床上用于支气管哮喘等过敏性疾病的治疗。另外，蜂蜜中还含有少量的花粉粒，经常喝会使对花粉过敏者产生一定的抵抗能力。

食疗方

蜂蜜饮：取适量蜂蜜，用温开水冲泡，每天代茶饮。可有效改善过敏体质。

红枣

性味归经

性温，味甘，归脾、胃经。

食疗功效

科学研究发现，红枣中含有大量抗过敏物质——环磷酸腺苷，可阻止过敏反应的发生。过敏体质者可以经常服用红枣。

食疗方

红枣大麦茶：取红枣10颗，大麦100克，二者共同入锅，加适量清水煎服，每日2～3次。此方适用于过敏发病期饮用。

金针菇

性味归经

性平，味甘，归脾、胃、肾经。

食疗功效

金针菇的菌柄中含有一种蛋白，可以抑制哮喘、鼻炎、湿疹等过敏性病症的发生，没有患病的人也可通过吃金针菇来增强免疫系统功能。

凉拌金针菇：取200克金针菇，摘洗干净后开水焯一下，捞出，入冷水中浸泡一会儿，捞出装盘；取黄瓜少许，洗净切成丝，盖在金针菇上；锅置火上烧热，下适量香油，爆香蒜末、葱花，淋在金针菇上即可。

苦瓜

性味归经

性寒，味苦、无毒，归脾、胃、心、肝经。

食疗功效

苦瓜有解毒、泄火、止痒去痛的食疗作用，可辅助治疗热毒、疮肿、疖疮、痱子、湿疹等病症。

食疗方

苦瓜梨汁饮：取半根苦瓜、半个梨，苦瓜洗净去瓤，梨去核切小块，放入榨汁机中，加入500毫升矿泉水、适量蜂蜜，榨汁饮用，早晚各1杯。此方有清热解毒、消暑止渴、清心除烦、消除疲劳、去湿疹的食疗功效。

马齿苋

性味归经

性寒，味酸，归肝、大肠经。

食疗功效

马齿苋具有凉血散热、清热解毒、消渴止痒的作用。能治疗痈疮疔肿、白秃、过敏性皮炎等症状。是过敏体质者的食疗佳品。

食疗方

马齿苋散：取马齿苋100克，洗净后捣烂，将有红斑处的皮肤清洁干净，敷上捣烂的马齿苋泥。每天敷4~6次。可有效改善过敏性红斑。也可配合内服治疗过敏病症。

荆芥

性味归经

性微温，味辛，归肺、肝经。

食疗功效

荆芥有发汗解表、解毒透疹、和血止血的作用，可用于风疹痒疹、疮疡等症。

食疗方

荆芥粥：取荆芥（干品）10克，放入锅中，加清水适量，浸泡5~10分钟，水煎取汁，加入大米50克煮粥，将熟时，用盐调味即可。每日1剂，连服5天。此粥可疏风解表，宣散毒疹。适用于风寒感冒、风疹瘙痒或麻疹透发不畅等症。

过敏体质必须补充的营养素

多多（化名）是我的一个小患者，年仅8岁，是典型的过敏体质。这次看诊是因为过敏问题又严重了，了解后才发现多多最近的饮食习惯很不好，挑食严重，且持续了半年之久。

据一项医学研究结果表明，健康的细胞可以防止有害物质侵入，任何一种营养素不足，都会使细胞的通透性增加，导致营养流失和有毒物质侵入。

过敏体质者对外界过敏原的抵抗能力低下，再加上营养不良，细胞得不到充足养分的滋养，更容易诱发过敏症状。所以，我给多多开出的治疗方案是：首先，解决当前的过敏问题，使用抗过敏药物；其次，补充营养，改掉挑食的坏毛病；最后，调理过敏体质，增强机体的抗过敏能力。

上文的案例显示，营养不良是诱发和加重过敏症状的原因之一。过敏体质者必须养成良好的饮食习惯，不挑食、不节食，确保全方位地摄取营养。针对过敏体质者来说，以下几种营养成分必不可少。

维生素C

维生素C具有抗过敏的作用。特别是有吸烟习惯的过敏体质者，更要注意大量补充维生素C。因为烟草中的一些成分会消耗人体内的维生素C，如果不及时补充，便会出现维生素C缺乏的症状。我建议过敏体质者最好能把烟戒掉，如果一时不能完全戒掉，在纠正过敏体质过程中，也需尽量少吸。生活中，维生素含量丰富的食物包括柑橘、西红柿、青椒、草莓、卷心菜、土豆，过敏体质者可常吃。

B族维生素

B族维生素是分解蛋白质的辅酶，可帮助将蛋白质转化为氨基酸为人体所利用，进而增强人体的免疫抵抗能力。其中维生素B$_6$抗过敏效果较佳，若与维生素C配合使用，抗敏效果会更好。生活中，B族维生素含量丰富的食物包括燕麦、青豌豆、四季豆、黑李干、核桃、榛子等，过敏体质者可常吃。

蛋白质

蛋白质是人体所需的关键营养素，占人体全部重量的20%左右，是人体生长发育、抗衰老等生命活动不可缺少的精华物质。更为重要的是，蛋白质富含免疫球蛋白，构成了人体免疫系统中的抗体，为人体树起了一道保护屏障，能有效抵挡细菌病毒的入侵，对过敏体质者来说是不可或缺的重要营养素。生活中，含蛋白质较多的有畜类、禽类、鱼类、鲜奶、蛋类、豆类、坚果、谷类、薯类等，过敏体质者可

调养体质一点通 **解读过敏原**

有医学研究发现，引起过敏反应的抗原物质常见的有2000~3000种，医学文献记载接近2万种。它们可通过吸入、食入、注射或接触等方式使人体出现这样或那样的过敏症状。下面我们一同来了解一下不同形式的过敏原：

过敏原类别	常见过敏物质
吸入式过敏原	花粉、柳絮、粉尘、螨虫、动物皮屑、油烟、油漆、汽车尾气、煤气、香烟等
食入式过敏原	牛奶、鸡蛋、鱼虾、牛羊肉、海鲜、动物脂肪、葱、姜、大蒜、香油、异体蛋白、酒精、毒品、抗生素、消炎药、香精以及一些蔬菜、水果等
接触式过敏原	冷空气、热空气、紫外线、辐射、化妆品、洗发水、洗洁精、染发剂、肥皂、化纤用品、塑料、金属饰品（手表、项链、戒指、耳环）、细菌、霉菌、病毒、寄生虫等
注射式过敏原	青霉素、链霉素、异种血清等
自身组织抗原	精神紧张、工作压力，受微生物感染、电离辐射、烧伤等生物、理化因素影响而使自身组织、结构发生改变形成的自身组织抗原，以及由于外伤或感染而释放的自身隐蔽抗原，也可成为过敏原

适量吃。

钙

钙可减轻和治愈过敏，降低毛细血管和细胞膜的通透性，使异物侵入细胞内的机会减少。生活中，含钙量较高的食物有乳制品、芝麻酱、海带、虾皮、鸡蛋、豆类及豆制品、绿叶蔬菜、鱼粉、骨粉等，过敏体质者可常吃。

注意：由于每个过敏体质者的过敏原不同，所以上述各种营养成分的食物来源均是从健康人的角度来陈述的，过敏体质者需避开会令自己过敏的食物，以防止诱发或加重过敏症状。

过敏体质这样吃才有益

对于过敏体质者来说，吃不好、玩不好，稍有不慎就会引来过敏问题，这确实是一件令人头疼的事情。为此，我特意总结了一些过敏体质的饮食原则，希望能为大家排除痛苦，带来健康。

过敏体质虽然有很强的遗传倾向，但食物也能诱发过敏病症。对此，我提出几点饮食建议，希望过敏体质者遵守。

饮食清淡，远离油腻

过敏体质者的饮食应清淡一些，可多吃一些大豆、糙米、荞麦、栗子、胡萝卜、青椒、水果、低胆固醇的干果等，且保证饮食营养丰富，这样才能提高身体的免疫力，减少过敏性疾病的发生。

过敏体质者还需少吃油腻食品。油腻食品容易妨碍胃肠的消化能力，一旦肠胃功能失调，同样会诱发或加重过敏。特别是年纪较小的过敏体质者，喜欢吃炸鸡腿、炸鸡翅、鱼肉等食品，家长最好能给予一定的限制。

避免食用冰凉食物

冰凉食物吃起来非常舒服，特别是炎热的夏季，吃上一些冰凉的食物，一下子能凉到心里。可是过敏体质者千万不可有此举动，因为冰凉食品容易刺激咽喉、气管和肠胃道，引起血管和肌肉的紧张而收缩，因而引起一些过敏反应。

拒绝食用辛辣刺激性食品

很多年轻人喜欢吃辛辣刺激性食品，可以说是无辣不欢。但对于过敏体质者来说食用辛辣刺激性食品并不能带来什么好处，辛辣的味道会刺激呼吸道和食道，容易诱发过敏症状。

咸寒性食品不能吃

咸寒类食品也是过敏体质者的禁忌食品，如虾、蟹等。此类食物中含有较高的异体蛋白质，很容易激发体内的过敏反应，因此要避免摄取。

过敏体质者安度春季有妙方

春季，气温回升、万物复苏，天地万物一片生机盎然，是赏春踏青的好时机。可是对于许多过敏体质者来说，春季的到来如同噩梦的开始，景色怡人的季节也被过敏体质者定性为"灰色季节"。这是因为，春天是一年四季中风气最盛的季节，由于"风为百病之长"，故而春季总容易出现流行性感冒、皮肤疾病等，且病情相对来说比较复杂多变。而飘散在空气中的花粉，极易被人吸入呼吸道，这对于过敏体质的人，就可能引发皮肤瘙痒、红肿，甚至哮喘、呼吸困难等症状。看到这里，大家就会明白过敏体质者厌恶春季的缘由了。

说到春季最易感染的皮肤病就是桃花癣，只要是对花粉过敏的人似乎都逃脱不了患桃花癣的厄运。它的典型症状是皮肤上出现大小不等的淡色斑或紫红色丘疹，表面干燥，用手摸会感觉皮肤粗糙，色斑上有白色的鳞屑。有些患者还会觉得患处皮肤发烫且瘙痒。大家不要误以为桃花癣的形成是由于桃花粉过敏，它也不是通常所说的"癣"，而是一种因为某种花粉过敏，甚至日晒、季节性温度变化而引起的一种过敏性皮肤炎症反应。此病不分皮肤类型，只要是过敏体质都很难逃过这一劫。

我曾经接诊过一位桃花癣的患者，只要是裸露在外的部位都出现了紫红色丘疹，且丘疹上有白色的鳞屑，有瘙痒感，这便是桃花癣的典型症状，经过问诊、检查等一系列流程，我给患者推荐了一个偏方，即用大蒜汁涂抹患处，一般3～4次可治愈。

春季是万物生发的季节，人应该遵守晚睡早起的起居规律，经常到户外走走，以放松身心，顺应阳气生发，这样做有利于人体从大自然中吸取能量，提高身体机能，加强抵抗外邪的能力。当然，这一要求同样适用于过敏体质者，为了达到这一目的，春天可以通过散步、郊游等来舒畅自己的情志。只不过，过敏体质者要做好预防的工作，选择恰当的外出时间，如避开早上5点～10点这一花粉值最高的时间段外出，可趁夜露尚未干，或夜露降临这两个时间段外出。此时空气湿润，是空气中花粉含量最低的时候，是外出活动的最佳时机。

春季过敏症状盛行，最易使人情绪烦躁、易怒，过敏体质者要尽量控制不良情绪，以免使机体内分泌的水平降低，免疫力下降，更不利于疾病的康复。

在用药方面，过敏体质者要提高警惕，不可胡乱用药。用药前必须征求医生的意见，得到许可后方能使用。对于医生开出的药方，要坚持使用，千万不能停停用用，这对病症的康复没有任何帮助。

随身携带抗过敏药

过敏体质者是一类比较特殊的人群，对常人无害的东西，都可能对他们造成致命伤害，且发病时间不定、速度快。所以，过敏体质者必须居家或随身常备一些抗过敏药，以备不时之需。

丽丽（化名）虽然只有15岁，但是我的一个老病号了，她属于先天性过敏体质。特别是到了春季花粉飘飞的季节，丽丽就不敢出门了，尽管如此也难逃过敏的厄运。当然，她的病情同样要从调理体质这一根本问题上入手，可是中医调理体质不是一天两天就能见效的，这需要一个较长的过程，所以平时还需准备一些抗过敏药物。于是，我根据病情向她推荐了防风通圣丸，此药服用方便且药效平和，当皮肤出现风疹和湿疹这两种过敏症状时，可以服用此药加以缓解，但若病情发作较急且重，需立即到医院就诊，不可耽搁。

防风通圣丸是一种常见的中成药，各大药店均可买到。方中的防风、麻黄、芥穗、薄荷可疏风解表，可促使体内的风邪随汗液排出体外；其中的大黄、芒硝可泻热通便，使体内积滞的热随大便排出体外；方中还配伍了滑石、栀子可除湿利尿，引导体内的邪热从小便排出体外；方中又用黄芩、石膏、连翘清泻肺胃积热；加入川芎、白芍、当归养血和血，白术健脾燥湿，甘草调和诸药。各药相互配合，共起解表通里、散风清热的作用。此药对外感风邪、表里俱实引起的恶寒发热、头痛眩晕、口苦、鼻塞、咽喉不利、大便秘结、小便短赤以及皮肤疮疡、湿疹等症有较好的治疗作用。

《灵枢经·口问》记载："故邪之所在，皆为不足。"意思是说，机体的营卫不足，外邪就容易入侵。肺主呼吸、脾司运化、肾主纳气，三脏的功能协调，则卫气足，反之则卫气虚、机体抵御外邪的能力弱，气血运化失调，免疫力降低，肾精不固则元气不足，给外邪入侵提供了机会。所以，过敏体质者要想从根本上改善体质问题，就应该调补气血、培精固元、调和营卫，以增强机体的卫外功能，增强抗病能力。过敏体质者平时常用的药物除了消风散以外，玉屏风散也是一种特效药，能改善过敏体质，可成为家庭或随身必备药物。

调养体质一点通　　巧晒被子、衣物防过敏

许多家庭都有晒被子的习惯，这是一种值得提倡的好习惯。太阳光中的紫外线能有效杀死附着在被子上的细菌，且能令被子蓬松柔软。但对于过敏体质者来说，晒被子就要讲究一些方式方法了，由于被子暴露在空气中，空气中的粉尘会附着在被子上，而被子又是贴身之物，比较容易诱发过敏。所以我提醒过敏体质者，晒被子的时间以上午11点到下午2点为好，不能晒得太久。晒完被子后，要用软毛的刷子轻轻刷一遍表面，去掉浮尘就可以了，并不需要使劲拍打。

有些人喜欢将洗好的衣服"反着晒"，这样做的目的有二：其一，衣服干得快，其二，避免衣服褪色。但对于过敏体质者来说，最好不要这样做。随着季节的不同，空气中可能存在导致身体过敏的过敏原，如粉法螨、花粉，这些过敏原会随着空气的流动而飘浮，当过敏原落在反着晒的衣物上时，穿到身上后，过敏源会直接与皮肤接触，引发过敏反应。所以，建议过敏体质者，避免将衣服"反着晒"，衣服晒干后，用软毛刷将附着的粉尘轻轻刷掉，放置一天再穿。

玉屏风散是由防风、黄芪（蜜炙）、白术组成的，具有补脾实卫、益气固表的作用。本方常用于表虚不固而外感风邪的过敏体质者。其中的黄芪益气固表、止汗的作用较强；防风有祛风、镇痛、发汗、解热、抗菌的作用；白术补气健脾。三者配伍成方，则可实现固表而不留邪、祛邪而不伤正的治疗目标。所以说，此方是过敏体质者改善体质、缓解过敏症状不可多得的良方。另外，玉屏风散也有中成药，过敏体质者需听从医嘱服用。

巧妙选择生活用品防过敏

过敏体质者是一类特殊的人群，生活中要处处留意。在生活用品的选择上也不可大意。以下的几点提示，希望对大家有所帮助，能降低过敏的发病率。

谨慎选择护肤品

有些过敏体质者对护肤品中的某些化学成分过敏，所以在选择这类产品时，还要加倍小心。正确的选择方法是：

◎ 购买时，先看产品说明，如标有"过敏肌肤慎用"或"低过敏"字样的产品就不要再买了。

◎ 过敏体质者对护肤品比较敏感，所以不可随意在小商贩处购买，最好去信得过的商场选择适合自己的产品。

◎ 避免选购气味太香的产品，这类产品添加了太多的香料，成分太复杂，最易引起皮肤过敏。

◎ 含酒精和果酸成分的产品，最好不要使用，因为，这两种成分都具有较强的刺激性，对敏感性肌肤来说无疑是雪上加霜。

◎ 避免使用具有深层清洁肌肤作用的磨砂膏、去角质霜，这些都是加重过敏的产品。

科学选择床上用品

床上用品如床单、被罩、枕套等，最好购买纯棉制品，且要注意不要使用涂料印染工艺的产品，建议使用活性印花类、提花的面料产品。被芯的选择也不可小觑，过敏体质者不仅要考虑被罩问题，被芯选择不当也可能引发过敏。例如，羽绒、羊毛之类的被芯不提倡选用，这类产品易诱发过敏。建议选择蚕丝被或纤类被芯，若是冬天盖蚕丝被感觉冷，可以选择一些纤维类产品的被芯。

科学选择避孕套

避孕套是夫妻生活中必备之品，特别是对精液过敏的女性朋友更离不开它。只不过，避孕套的安全系数也不是100%，对于过敏体质者来说，选择不当同样会出现过敏症状。目前乳胶型避孕套都是采用甲基硅油作隔离、润滑的，这大大降低了过敏发生率。但是，避孕套毕竟属于化学制品，过敏体质者依然会对乳胶或润滑剂过敏。所以，我建议过敏体质者在购买避孕套时要选择正规厂家生产的产品，不要使用不合格或过期产品，不要选用情趣避孕套（带香味）或含药物的产品，这类产品大多添加了其他物质，容易引发过敏。另外，在正式使用前，如男性可先戴着感受一下，如有不适感需立即摘掉，并做好清洗工作，如果没有不适感可继续使用。

慎选防晒衣

有些过敏体质者对紫外线特别敏感，特别是到了烈日炎炎的夏季，过敏症状更加严重。我曾经接诊过一个对紫外线过敏的过敏体质者，她来看病时正值夏日，全身

的皮肤都被遮盖了起来。我奇怪地问："你穿成这样还是没能防止过敏吗？"她说："其实，每年夏天，我都长衣长裤地穿着，虽然会出现过敏，但也没有今年严重。"我又问："每年都是这种穿法吗？"她说："不是，前段时间在网上看到有卖防晒衣的，就是我身上穿的这种，我就买了一件，价格不贵还很美观，最重要的是透风、舒适，再也不用成天穿长袖上衣了。"我接着问："你的过敏是从什么时候开始的？"这位患者说："说来也怪，自从穿上这件防晒衣以后，症状好像加重了。"于是，我给她开了一些抗过敏药物，并建议她脱掉防晒衣，改回以前的穿着习惯。

目前市场上出现了一种用特殊材质制成的防晒衣，它所使用的材料有别于普通的面料，触感柔软、透气性好、薄如纸。商家称此类产品有防风、防水、防紫外线的功能。但我提醒对紫外线过敏的人，要抵挡住此类产品的诱惑，这种薄如纸的产品究竟能否阻隔紫外线还有待商榷。其实，普通衣服就具有一定的防晒作用，不必非要购买什么防晒衣，外出时穿着长袖衬衫或

T恤，外加一条长裤就可以了。

我们抛开防晒衣是否真具有防紫外线功能不说，从其面料上来看，大多数为锦纶或尼龙制品，且为贴身之物，过敏体质者贴身穿着这样的衣服，更容易诱发或加重过敏症状。

改善过敏体质的特效穴位

肾俞穴

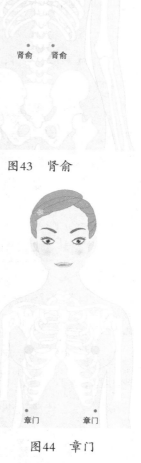

此穴位于第2腰椎棘突旁开1.5寸处，为足太阳膀胱经上的要穴（图43）。取穴时，通常采用俯卧姿势，肾俞穴位于人体的腰部，当第2腰椎棘突下，左右二指宽处。经常按摩肾俞穴能有效加强肾的藏精作用，改善精气不足问题，对调节过敏体质有很好的帮助。

按摩时，被按摩者取俯卧位，按摩者用双手拇指指端点按肾俞穴50次，以感觉酸胀为宜。

图43　肾俞

章门穴

此穴位于人体的侧腹部，当第11肋游离端的下方处，属足厥阴肝经（图44）。过敏体质者的肝脏疏泄条达功能不佳，脾脏的运化功能失调，致使机体卫表不固、血热有风。若经常按摩章门穴则可达到疏肝健脾、理气散结、清利湿热的作用。对改善过敏体质有非常好的帮助。

按摩时可取坐位，两只手的手掌心向下，指尖朝下放在双乳下、肋骨上。用大鱼际揉按穴位，产生胀痛感为佳。左右两侧穴位，每次大约揉按3分钟，也可以两侧穴位同时按揉。

图44　章门

肺俞穴

此穴位于第3胸椎棘突旁开1.5寸处，为足太阳经在背部的腧穴。取穴时，一般采用正坐或俯卧姿势，肺俞穴位于人体的背部，当第3胸椎棘突下，左右旁开二指宽处。对强化肺脏功能有较大帮助。可用于治疗咳嗽、气喘、吐血、骨蒸、潮热、盗汗、鼻塞等。过敏体质者的肺、脾、肾三脏功能失调，所以常对肺俞穴进行刺激，能强化身体机能，增强免疫力，降低对过敏原的敏感性。

按摩时，患者取俯卧位，按摩者以双手拇指指腹按揉脊柱两侧的穴位，按摩力度以患者能承受为限。

脾俞穴

此穴位于第11胸椎棘突下，旁开1.5寸处。取穴时，应采用俯卧的姿势，脾俞穴位于人体的背部，在第11胸椎棘突下，左右旁开两指宽处。从穴位的命名上来看：脾，脾脏也；俞，输也。脾俞名意指脾脏的湿热之气由此外输膀胱经。若经常按摩此穴，能加强脾脏的运化功能，是过敏体质者的保健要穴。

按摩时，患者取俯卧姿势，按摩者以双手拇指指腹分别置于脾俞穴上，上下反复推擦，直至穴位处产生温热感为宜。

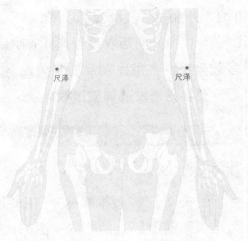

图45 尺泽

尺泽穴

此穴位于手臂肘部，取穴时先将手臂上举，在手臂内侧中央处有粗肌腱，肌腱的外侧即是此穴，属于手太阴肺经（图45）。长期按压此穴，对肘臂肿痛、皮肤痒、过敏等病症，会有很好的调理保健功效。

按摩时，可以用拇指指腹按压此穴，以产生酸胀感为宜，左右两侧分别按摩，每侧按摩3分钟。

过敏体质者的运动处方

对于过敏患者来说，户外运动确实是一件麻烦事，稍有不慎便可能引起皮肤瘙痒、打喷嚏、流鼻涕、水肿等过敏症状。但这并不意味着过敏体质者要与运动绝缘，在过敏体质者的生活中，运动应占有相当重要的地位。因为，过敏体质者的脏腑功能失调，免疫力差，而运动能增强身体新陈代谢、改善末梢血液循环、提高身体耐受力、增强心肺功能等，是改善过敏体质最有效的处方。那么，什么样的运动适合过敏体质者呢？散步、慢跑均可达到增强体质的目的。

散步

有些读者朋友可能会觉得散步是一项非常简单的事，是人人都会的一项运动。殊不知，散步也是要讲究方法的，不良的散步方法是达不到健身的目的。

首先，散步时要端正姿势。抬头平视前方，收腹缩臀，双脚平行，脚尖朝前。迈步时要保证步幅均匀，步态稳健。手臂适度地前后摆动，或用力前后摆动，以增大肩和胸廓的活动，这对有呼吸系统慢性疾病者尤为适用。患有消化不良者可一边行走，一边按摩腹部，以促进胃液分泌和胃的排空。

其次，调整呼吸。散步时调整好呼吸也是加强锻炼效果的重点。呼吸应采用吸气鼓腹，呼气收腹的方法，呼气应均匀缓慢，比吸气时间长。老年人和心血管病患者开始时，不宜走得过快，否则会出现不适，如心跳过快、呼吸困难。应放慢速度，过一段时间再逐渐加快步伐。

第三，规范迈步频率。通常情况下，迈步的频率以每分钟90步左右为宜，快速散步每分钟可走100步以上。过敏体质者需根据自己的身体状况，选择普通散步或快速散步。我建议大家可从普通散步练起，待身体适应以后再慢慢过渡到快速散步，这对增强机体免疫力非常有帮助。

慢跑

慢跑同散步一样有一定的规则，具体如下：

首先，调整好姿势。目视前方，上体略向前倾与地平面呈85°左右。肘关节前屈呈90°，平行置于身体两侧，双手握空拳，略抬头挺胸，保证胸廓的正常扩张。双脚交替腾空、蹬地，脚掌离地约10厘米。跑步时脚的前半部先着地，蹬地时亦为脚掌前半部用力，不能有整个脚掌落地，或双脚相互摩擦的状况，否则会加大前进的阻力，甚至易受伤。过敏体质者在练习慢跑时，要根据自己的身体状况，逐渐延长时间，切勿操之过急，应以循序渐进为原则。

其次，调整呼吸。全身肌肉放松，呼吸要深长，缓和而有节奏，可两步一呼、两步一吸，或三步一呼、三步一吸，最好选用腹部深呼吸，吸气时鼓腹，呼气时收腹。尽量不张开嘴巴，用鼻子呼吸最佳，这样可有效地防止过敏原进入呼吸道，避免哮喘、咽炎的发生。

虽说运动对改善过敏体质有帮助，但也不能忽略户外运动可能带来的过敏问题。所以，过敏体质者在进行户外运动时，要遵守以下几点要求：

第一，运动量不可过大

有些过敏体质者听我提到运动能改善体质，于是拼了命地锻炼，搞得自己大汗淋漓、疲惫不堪。我要提醒大家，这样做是毫无意义的，不仅达不到改善体质的目的，还可能在短时间内对免疫系统产生抑制作用。特别是对过敏体质且伴有关节炎的患者来说，过量运动更不可取，超负荷的运动很有可能加重关节疼痛。

第二，找一个适合自己的运动环境

过敏体质者对运动环境的选择应谨慎一些，这是降低过敏发生率的有效方法。平时可选择去装有空气过滤机的体育馆进行运动。这种环境里霉菌、花粉、尘螨等过敏原较少。若条件不允许，也不能到鲜花较多的公园运动，空气清晰的湖边、河畔是最理想的选择。

第三，选择恰当的运动时间

对花粉过敏者应避开早5点～10点到户外运动，因为此时是空气中花粉浓度最高的时间段。应选择空气中花粉值低的时候进行运动。

第四，穿着舒适

运动时，可身着舒适的运动服、运动鞋，衣裤不宜绷得过紧，不要穿高跟鞋。

第五，避免大风天外出运动

花粉通过风在空气中传播，所以大风天气空气中花粉含量较高，最容易诱发过敏。建议在这样的天气里，运动要在室内进行。甚至在大风天气的第二天，也要避免户外运动。

第六，雨后天晴时运动最佳

大雨后，花粉被雨水冲走，花粉的浓度降低，所以花粉过敏的可能性因此也降低了，此时适合进行室外运动。

第十一章

因时、因地制宜，悉心呵护健康

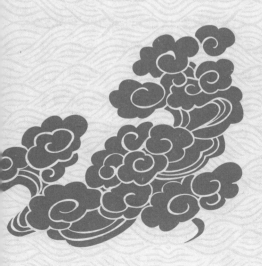

根据年龄段，呵护自身体质

任何人都逃脱不了生、长、壮、老、已这一生命规律。体质也会在这一生命旅途中出现由盛到衰的变化，在人生的每个年龄段都体现出不同的特点。倘若能抓住体质变化的关键期，对纠正体质偏颇，改善健康状态都有很大的帮助。按照年龄段来划分，人的一生可分为幼儿期、青春期、青壮年期、中年期、更年期、老年期。

【 幼儿期 】

大家可能注意到了，有的小孩子因为早产而面黄肌瘦，一副弱不禁风的样子，但过了几个月后，孩子变得白白胖胖、活泼好动，丝毫没有早产的迹象。这是为什么呢？说明家长会带孩子。也有的小孩子生出来时，白白胖胖，特别招人喜爱，但几个月下来，面色发黄、瘦骨嶙峋。虽然先天体质不错，但做家长的不会带孩子，浪费了先天良好条件。所以说，带孩子要讲究一定的方式方法。俗话说得好"要想小儿安，三分饥和寒"。小孩子宁可饿三分也不能多吃三分，可有些家长生怕孩子饿着，一个劲儿地喂，结果导致孩子胃肠功能紊乱，出现消化不良、食欲不振等一系列问题。另外，孩子不可捂得太多，适当冷一些不妨事。中医里讲小孩子是"纯阳之体"，"纯"就是指小儿先天禀受的元阴元阳未曾耗散。"阳"指小儿的阳气十足，生理状态好，活泼好动、生理发育非常迅速。打个比方来说，小孩子的生理机能就如同旭日初升般充满活力。如果家长一味地给孩子添衣服，容易影响阳气的发散，而促生内热，这也是小孩子容易上火的原因。

我曾经见过许多广东的家长，喜欢给孩子喝凉茶。认为这样可以预防孩子上火。其实，这正是将来气虚、阳虚、痰湿、血瘀体质形成的祸根，特别是女孩子，最容易出现月经失调、痛经、胃痛等疾病。有人可能会说："医生，小孩子容易上火，经常喝凉茶不正好降火吗？"小儿为"纯阳之体"如果经常以凉茶降火，便损伤了脾胃的消化及运化功能，与小儿的"纯阳之体"背道而驰，这种有违常理的喂养方式，怎么能让孩子健康成长？所以，我提醒广大家长朋友，要想让孩子健康成长，从小就要打下良好的体质基础。

青春期

随着人的生长发育，童身的"纯阳"之体，会随着年龄的增长，受生活环境、饮食、情绪、生长发育等多种因素的作用，慢慢变成阴阳相合的体质。逐步进入到生长发育的旺盛阶段——青春期。在这个阶段，人体气血逐渐充盈、肾气旺盛、抵抗力强，机体发育速度加快。

有人可能会问："人进入青春期这个阶段后，人的生命力旺盛，是不是意味着无须花费太多的精力去养生呢？"有这种认识，就大错特错了。进入青春期的男男女女，虽然生命力旺盛，但性机能没有完全成熟，是调养体质的最佳时机。特别是女孩子，更应抓住这一天赐良机，好好调养一番。例如，平时气血亏虚的女孩子，需要注意月经期的保养，不要受凉、吃冷食、生闷气，注意腰骶部、小腹部的保暖，不要进行剧烈运动，月经后多吃些补气血的食物，如红枣、桂圆、枸杞子、当归，等等，能有效改善气血亏虚的体质状态。另外，痰湿体质且体型偏胖的女孩子，要把控制体重当成重点功课完成。一旦肥胖一发不可收拾，将引发闭经、不孕等问题，且会加重痰湿体质。

这个年龄段的人正处于长个儿的时候，贪吃是这个阶段孩子的一大特点，特别是女孩子，抽屉里的零食不断，这也是诱发肥胖及体质偏颇的一大原因。倘若，青春期没有控制住体重，到了育龄阶段，生过孩子后，体重很难得到控制，胖成什么样子就难以预料了。所以，青春期的女孩子要注意肥胖问题。

青壮年期

到青壮年时期，人的体质达到一生中的顶峰。此时的人体血气方刚、身体健壮、心智成熟。此时的体质状态也达到了顶峰，可用拉满的弓弦、明亮的满月等字眼来形容。人体的生育功能成熟，是生儿育女的最佳年龄段。不过，青壮年期的人，阳气偏盛，容易生内热，再加上受生活压力的影响，更容易加重内热问题。所以，要想保养好体质，就要做到不大喜大悲、平衡饮食、规律生活，保持人体的壮阳壮阴之态。

刚刚提到青壮年期是生儿育女的好时候，我不得不提一下女性朋友，在孕育、分娩后这两个特殊阶段的调养问题，这关系着体质的走向。女性怀孕期间，脏腑功能都要进行一次大的调整，气血相对于产后要旺盛许多，这时候是素体气虚的人调养的关键期。平时在饮食上，要注意多吃些补气类食物，不要过分激动、忧伤，保持情绪稳定等。进入生产阶段后，分娩过程中，产妇紧张、用力、失血、体力大幅度消耗，会导致气血不足、百节空虚、腠理疏松。完全符合"产前一盆火，产后一盆冰"冰火两重天的特点。中国人有"坐月子"一说，这是个非常好的习俗。大家可能会发现，有些人怀孕前皮肤粗糙、面色黯淡、瘦瘦弱弱，可生完孩子后，容光焕发、皮肤洁白……完全像变了一个人，这就是坐月子的好处。还有些人原本有哮喘的问题，但坐完月子后缠绵多年的哮喘病好了，这也是坐月子的好处。当然，凡事都具有两面性，月子坐不好可能诱发或加重气虚、血虚、阳虚、血瘀等体质，还可能落下一辈子的病根，如腰腿疼、贫血、抑郁、视力下降等。对于如何坐好月子，我提出以下几点建议：

第一，注意饮食调养。很多地区的产妇坐月子，都用小米红枣粥、老母鸡汤、红糖蛋水、糯米甜酒等进行补养。这些方子都具有补气血的功效，非常值得提倡。

第二，大家都一致认为，夏天坐月子最难受，一身臭汗又不能洗澡，以免着凉。其实，这种认识有些偏颇。产妇坐月子期间并非不能洗澡，保持皮肤清洁是必要的，但要注意方式方法。原则是身上、头上大汗淋漓时，不要立即洗澡、洗头，应该待汗落、皮肤干爽后再洗，并选择一天中气温最高的时候进行。洗完后把身体及头发快速擦干，立即穿上干燥的衣服。

第三，产后不能受寒，少吃或不吃寒凉性食物，保持情绪舒畅。

第四，多闭目养神，尽量少看电视、玩电脑、看报纸书刊。

中年期

中年时期人的生理功能逐渐由盛转衰，渐渐出现阴阳、气血失调，脏腑功能下降。这个时期人体的抗病能力下降，很容易因劳逸过度、饮食不当、起居失调而使疾病缠身，且长时间不能痊愈。另外，中年是个多事之秋，所承担的社会及家庭压力繁重。既要为了奔个好前程而左右逢源，又要为了家里的大事小情伤透脑筋。据一项调查研究发现，中年人体质发生偏颇不仅与自身的生理功能有关，来自生活中的种种压力，也具有决定性作用。

明代医家张介宾提出："人到中年左右，当大为修理一番，则再振根基，尚余强半。"意思是说，人到了中年阶段，应该好好调养一番，则能巩固青壮年期的良好体质，为健康奠定基础，避免加速人体的衰老进程，降低患病的可能。

那么，如何做才能实现这一目的呢？首先要适当注意身体的修复滋养，不能过度劳心劳力，学会适当放松、合理发泄，调整饮食起居状态，避免被七情六欲所伤。

围绝经期（更年期）

女性在49岁左右、男性在52～65岁间便会进入更年期阶段。更年期是人体由中年向老年转化的一个过渡期。这个时期的人，全身的脏腑功能都会出现渐进性衰退，生理活动状态逐渐向低谷过渡，是体质状态的特殊转折点，频频出现更年期症状。不过症状的轻重因人而异，有些人非常幸运，完全没察觉到更年期的到来就顺利进入老年期，但有些人则饱受更年期的折磨。女性较男性来说，症状稍重。常见的更年期综合征症状有：失眠健忘、头晕耳鸣、心绪不宁、急躁易怒、疲倦乏力、绝经、月经紊乱、燥热、盗汗、口干舌燥等。

从中医角度来看，人一旦进入更年期，生命活力明显下降，所以会出现阳虚问题，人体又会因为阳虚导致新陈代谢降低，痰湿、血瘀便随之而成。所以可以说，阳虚、痰湿、血瘀是更年期常见的三种体质类型。人体会陆陆续续出现畏寒怕冷、食欲不振、不敢吃冷东西、怕吹风等现象，这属于正常的衰老表现。调养的关键在于避免食用伤阳的食物和药物，常进行户外运动，多接触阳光。已经出现痰湿或血瘀的人，务必加强调养，否则后患无穷。平时不可暴饮暴食、不可长期大量食用重口味食物、避免油腻食品、切勿随意服用保健品或补药。可适当吃些山药、陈皮、薏苡仁、生姜等，以减少痰湿；调整情绪，尽量保持心平气和，多运动，少用空调。

老年期

更年期结束后，紧随其后的就是老年期，对于人们来说，这是个多事之秋。肾精不足、气血不畅是这个年龄段的两大特点。下面，我就根据这两个典型特征，给大家介绍一下老年期的体质调养原则。

中医所讲的"精"不是我们常规意义上的精神，而是指构成人体和维持人体生长发育及各种生命活动的基本物质。人的生、长、壮、老、已都与肾精密切相关。当人进入老年期后，肾精会随着年龄的增长明显减少，人体会出现皮肤老化、头发变白脱落、牙齿松动脱落、视觉和听觉功能不同程度地减退、性功能减退、抗病能力降低等，情绪容易受外界影响，出现失落空虚感、寂寞孤独感、焦虑多疑、悲观绝望等。身体与精神上的双重致病因素，容易加重体质偏颇，且随着年龄的增长，正常的体质状态越来越少，偏颇的体质状态越来越多。养生的关键在于适当运动、多吃具有补肾功效的食物、起居有序，除此之外还要重视精神调摄，培养兴趣爱好、广交朋友、多参加社会活动等。

我刚才还说到，气血不畅也是老年期的一大特点。人一旦进入老年期，身体内的脏腑功能就会减退，这是必然趋势，在这一大趋势下，气血衰弱，自然运行不畅，各种疾病也会紧跟而来。从临床上看，许多老年朋友或多或少患有一些慢性疾病，而这些疾病的形成，大多与气血运行缓慢，血流受阻有关。因此，调和气血是这个年龄段的关键问题。最好的方法就是常运动，例如，散步。这能加快人体的血液循环；多按摩也具有加快血液循环的效果；饮食上可食用些具有活血功效的食物。

正规的中医师在接诊时，必须了解患者的生活地域，比如说一个南方人和一个北方人患了同样的病症，但开出的药方却不一样，这就是受地域限制，体质产生了差异。从中医理论上讲，不同体质的人患了相同的病，治疗方法就要有所区别。

《黄帝内经》指出，由于东、南、西、北、中五方地域的差异，气候不同，生活习惯不同，人们的体质也会不同。虽说人的体质受先天禀赋的影响，但后天生活环境、饮食习惯等外界因素对体质变化也起着主导作用。单从影响体质的外界因素来说，这些因素呈不均衡状态分布在世界各地，因此人的体质出现了地域差别。举个例子来说，生活在寒冷地区的人，耐寒能力比较强；而生活在温带地区的人则不易抵抗寒冷，若让生活在温热带地区的人到寒冷地区生活，很多人会出现这样或那样的疾病，如咳嗽、伤风等。究其原因是环境改变了，人体无法适应新环境所致。由此看来，环境对一个人的影响有多么大！

俗话说得好："一方水土养一方人。"人的体质与他所处的自然和社会环境密切相关，其饮食结构、风俗习惯、宗教信仰、生存环境，都会影响到个体体质。

居住在我国东部地区的人，湿热体质形成的概率较高；生活在南部地区的人，湿热、血瘀体质偏多；生活在西部地区的人，气虚、阴虚体质偏多，阳虚体质较少；生活在华北地区的人，湿热体质较多；生活在东北地区的人，气虚、阳虚体质较多。

根据上面的论述可知，气虚体质多出现在西部

注意地域差别，有效调理体质

和东北部地区，这是因为西部海拔较高，气压低、空气中含氧量少的地域特点，使人易出现气虚体质。而东北地区春秋季节时间较短，冬季时间较长，天气比较寒冷，人也容易出现气虚体质；西部地区的人还容易出现阴虚体质，这是因为，该地区多风、空气干燥、紫外线强烈等特殊的气候环境，决定了人们的体质倾向；南部和东部地区的人，湿热体质较多，这大概是因为这两个地区温度较高、多雨，易使人体遭受湿邪入侵，再加上高温天气，使湿热淤积在体内，因而形成了湿热体质。另外，我国这两个地区的经济较为发达，人们的生活水平相对富足，常吃热量较高、肥甘厚味的食物，这也是湿热体质较多的一方面因素。既然了解了各地域人的体质特点，有针对性地加以调养，能避免很多疾病的发生。

西部地区多燥，该地区的人们在饮食上应多吃芝麻、百合、猪瘦肉、冬瓜等滋润性食物，这是改善阴虚的一个重点；东部地区、南部地区多潮湿，人们要多吃具有利湿功效的食物，如红豆、绿豆、黄瓜、藕、西瓜等，还要避免居住在低洼潮湿的地方，保持居所干燥、清洁、通风，床上用品多拿到户外晾晒，避免雨淋；东北部地区多寒冷，人们要多吃一些具有御寒作用的食物，如羊肉等，宜穿棉衣、棉裤、棉袜，避免着凉受寒。

调养体质一点通　　不同地域的体质调养饮食方

百合糯米粥：鲜百合30克（或干百合10克），糯米50克，冰糖适量。将百合剥成瓣，洗净，糯米如常法煮粥，米将熟时加入百合煮粥，再加入冰糖调味。每日2次，早晚温热服食。此粥具有滋阴润燥、养心安神等功效，适合西部地区人经常食用。

羊肉粳米粥：取羊肉250克，切成小粒，粳米100克，加水煮成粥，粥成时，用盐、生姜、花椒调味。可分作2～3次服用。此方抗寒能力较佳，适合北部寒冷地区的人经常食用。

一次，我在博客中看到一位朋友提出一个问题：男人为什么容易得阳症、热症？女人为什么容易得与月经有关的病症？这个问题解释起来有些麻烦，三言两语说不清楚，所以我借此机会，在本书中为这位朋友做一个详细的解答。

其实，这个问题与性别有着非常密切的关系。大家都知道，男人和女人在生理结构、生理功能、基础代谢、遗传上有很大差别。男人为阳刚之体，阳盛阴弱，脏腑功能较强，代谢较为旺盛，肺活量大，在血压、基础代谢、能量消耗等方面均高于女性。所以男性比较容易出现阳症、热症，如高血压、心脏病等，病情反应也较女性激烈。女性为阴柔之躯，由于其特有的生理构造，决定了女性有经、带、胎、产、乳等特点，所以，女子患病多以月经失调、血崩、闭经、痛经、带下等为主。

《黄帝内经·素问·上古天真论》描述了男女两性在生、长、壮、老、已的生命过程中生理上的体质差异。为了方便读者理解，我以表格的形式解释该问题。

《黄帝内经》中有"男八女七"的说法，指的是人体的生命周期，由于男性比女性性成熟得晚，所以男性以8为周期，女性以7为周期，因此才有了表格中的年龄段划分。

了解了男性与女性在生长周期中的体质差异后，可以得出一个结论：男性平和体质出现的概率要高于女性。在偏颇体质中，男性痰湿、湿热体质明显多于女性；女性血瘀、阳虚、气郁体质明显高于男性。男性多痰湿、湿热体质的原因一方面与遗

性别不同，体质护理方法各异

性别	年龄阶段	体质特征
女	一七（7岁）	肾气旺盛，是换牙、头发快速生长的时期
	二七（14岁）	任脉通，太冲脉盛，开始有月经，具备了怀孕生育的能力
	三七（21岁）	肾气已经平稳了，身体发育基本完成
	四七（28岁）	筋骨最强健，头发长到极点，身体状态达到人生的最高峰
	五七（35岁）	阳明脉衰，容颜开始衰退，头发开始脱落
	六七（42岁）	三阳脉开始衰落，容颜憔悴，头发开始变白
	七七（49岁）	任脉虚，太冲脉衰少，开始进入绝经期，生育能力丧失
男	一八（8岁）	肾气开始充实，处于长头发、换牙阶段
	二八（16岁）	肾气旺盛，天癸至，精气溢泻，阴阳调和，有了生育能力
	三八（24岁）	肾气平稳，筋骨强健，身高发育到极点
	四八（32岁）	身强体壮、肌肉丰满
	五八（40岁）	肾气开始衰退，头发脱落
	六八（48岁）	头面部的三阳经阳气衰微，面容憔悴，头发变白
	七八（56岁）	肝气衰微，筋脉迟缓，行动不便，精气不足
	八八（64岁）	牙齿、头发脱落，精少，肾脏衰，失去了生育能力

传有关，另一方面与喜欢吃肥甘厚味食物、长期吸烟饮酒等因素有关。而女子以血为本，故血瘀体质的出现率较高。从心智方面上看，男性阳气旺盛，大多体现为活泼开朗、善于交谈，而女性阴盛阳虚，比较内敛，内向性格较为多见，容易多愁善感，感情细腻，故而易被七情所伤，造就了气

郁体质出现高于男性的结果。

针对男性与女性的体质特点，我给出的调养方案如下：

男性应加强饮食管理，平时少一些应酬，饮食清淡一些，一日三餐规律化。有吸烟习惯的人，最好能戒除此项爱好，如果做不到完全戒烟，也应尽量减少吸烟量。对于酒的问题，可酌情而定，可适量饮用一些刺激性低的红酒、糯米酒，且要注意把握住量，对于那些度数较高、刺激性强的白酒，还是少喝为妙。大多数男性都有健身的爱好，且喜欢激烈的运动，在运动过程中要避免大量饮用冰水，运动过后避免立即淋雨，以免湿气内侵，加重或诱发痰湿或湿热体质。

女性应多吃一些具有补血、活血作用的食物，如红枣、山楂等，饮食宜清淡，三餐规律化，避免熬夜伤阳气，需多进行户外运动。平时可多多培养兴趣爱好，学会发泄不良情绪，避免被七情所伤。

有些朋友可能会问："难道气郁体质是女性的专利，男人就不会气郁吗？"答案当然是否定的，男人同样会出现气郁体质，只不过男性出现的概率比女性低而已。

记得我曾经接诊过一个男性气郁体质者。该患者性格非常内向，我们之间的交流就如同挤牙膏，我问一句他答一句，从不主动跟我交流。1个多小时的沟通下来，我才大体了解到他的基本情况：此人是大学老师，在学校面临评职称，他年轻有为、能力又强，难免遭人嫉妒、排挤。因此工作压力非常大，他除了给学生讲课时能侃侃而谈以外，很少在下课时间与同事、朋友、家人沟通，就算是沟通也是一些简单的生活事宜，有事全部装在心里，久而久之就出现了胸闷、烦躁易怒、失眠多梦、阳痿等气郁体质的症状。

为了能帮助他解决问题，我除了为其开了些药物以外，还劝他注重情志调养，试着多与人接触、沟通，多交些朋友，多到户外去发泄、放松，遇事不要走极端。此次就诊后，该患者又来医院找了我几次，每次我都为他开导一番，在这几次的交谈过程中我发现，他逐渐善谈了，且不再像以前那般忧郁，这说明他的病症有所缓解，治疗见效了。

生活条件不同，体质护理方法不同

唐代名医孙思邈在《备急千金要方》中曾提到"雀盲"一词，这是一种病症，症状表现为白天双目视力正常，但到了晚上就看不见任何事物了。就如同麻雀一样，白天好好的，到了晚上就什么都看不见了，所以取名为"雀盲"。那么，什么人才会患此种疾病呢？调查研究发现，只有生活水平低下的人才会患此病，是长期食用素食造成的。所以，孙思邈会让患此类疾病的人食用动物肝脏，病情会得到改善。我们再来看一下现代人易患的"糖尿病"，又被称为"富贵病"，顾名思义是因生活富足，经常食用大鱼大肉、疏于运动造成的，患此类疾病的人大多生活优越。由以上两个实例可以说明，生活条件对体质确实具有很大的影响。

过去，工业、农业、科技并不发达，人们过着日出而作、日落而息的生活。起居有常、饮食清淡、劳逸结合，平和体质的人很多，稀奇古怪的疾病并不多见。可是，随着社会的进步、科技的发展，人们的日子好过了，生活安逸了，凭借体力生活的人群数量骤减。许多人每天坐在办公室动动脑筋、敲敲电脑就能赚大钱，这种生活状态使人们的享受欲望骤升，一些新的生活方式油然而生，什么"泡吧""K歌""蹦迪"被人们当成了一种时尚。殊不知，正是你所认为的时尚生活，改变了你的起居作息规律，晚睡晚起被现代人认定为理所当然，这种违背自然规律的生活方式必然会使体质出现偏颇，或者加重已经偏颇的体质，诱发各种各样的疾病。生活条件的改善，原本是一件好事，可是对一些不懂得爱护身体的人来说，却如同催命符。过去，人们的饮食结构非常简单，吃应季、当地生产的水果蔬菜，吃简单的家禽家畜。现代人手里有钱了，开始追求口感刺激，生猛海鲜、稀奇野味，如鲍鱼、海参、龙虾、穿山甲、醉蝎子、猴脑、鹿肉等，没有不敢吃的，有些人为了贪图口腹之欲可谓绞尽脑汁，结果各种过去没听说过的疾病屡屡危害人类，如非典型性肺炎。

如果照此情况继续发展下去，人们的健康问题真是太令人担忧了。所以，我给大家提出的建议是：尽管生活条件改善了，也不能忘记老祖宗的养生理念：生活有常、作息有序、合理饮食、劳逸结合。在这一养生的大原则下，根据自己的经济条件、职业、家庭状况、人际关系、社会地位等因素，选择适合自己的个体化调养方案，力求做到形神兼养。例如，生活安逸、养尊处优的人，不要贪恋床榻。要加强体育锻炼，经常参加一些户外活动来陶冶情操，另外，在饮食上不要贪恋美味，饮食清淡、吃当时当季食物。当然偶尔改善一下伙食也是可以的；长期从事脑力劳动的人，可进行一些有助于促进血液循环的运动，如太极拳、太极剑等，注意合理用眼，及时为大脑补充营养，保证睡眠充足，规律起居；对于生活压力比较大，精神长期处于高度紧张状态的人，要学会转移注意力，合理发泄内心的苦楚，保持积极乐观的心态，尽可能避免被七情所伤。

调养体质一点通　清淡饮食是调养体质的饮食之本

从营养学角度来看，清淡饮食不仅能体现食物的真味，还能最大程度地保存食物的营养成分。那么，怎样做才能做到饮食清淡呢？

首先，要保证每天1个水果。其次，每天应保证足量的蔬菜摄入，最好选择时令蔬菜，深绿色蔬菜为主。第三，每天烹调用油限量为3勺，而且最好食用植物油。第四，每天应保证足量的粗粮摄入，这样做能强健身体，保持身材。第五，每天摄入精瘦肉50克、鱼类50克、豆腐或豆制品200克、蛋1个、牛奶1杯。第六，选对调味品。醋、葱、蒜、辣椒、芥末等调味品，可提高食欲，解毒杀菌，舒筋活血。第七，每天摄入约2000毫升白开水。白开水是补充体液、促进代谢的良药。应注意的是要少喝加糖或带有色素的饮料。

随着季节更替，调理自身体质

春季

春季万物复苏，大地呈现出一片欣欣向荣的景象。在这美好的季节里，人们在享受这舒适的同时，也不能忘记调养体质，特别是气虚体质和过敏体质者，在春季更要加倍注意。

春季乍暖还寒，气温忽高忽低，特别是"倒春寒"，常让人重温冬季的感觉，这在早春时节尤为明显。另外，春季风沙比较大，人体对这种多变的气候很难适应。尤其是气虚体质者，本来体内中气不足，更要注意保暖。老话常说"春捂秋冻"，气虚体质者最好能多捂一捂。避免过早地脱掉棉衣，以免因气温高低不稳而感冒、发热。就此看来，气虚体质者的春季养生要点在于保暖。不过，我们常说的"春捂"也不是没有原则地乱捂，需要讲究一定的方式方法。《老老恒言》中记载："春冻未泮，下体宁过于暖，上体无妨略减，所以养阳之生气"，意思是说，春季下半身要注意保暖，不可过早脱去棉衣，上半身可适当减少衣服，才能养人体之阳气。但也要注意，别捂过头了，穿太多容易出汗，经风一吹反而容易感冒。

春季百花盛开，是踏青赏春的好时节，可是对于特禀体质中的过敏体质者来说，春季是多灾多难的季节，许多过敏症状都容易在春季爆发。对于对花粉过敏的人来说，养生的要点在于防范，尽量选择空气中花粉数量较少的时间段外出；服用中药调养；避免到鲜花较多的场所活动；晾晒衣物要注意方式方法。春季风沙较大，对粉尘过敏的人尽量避免刮风时外出，以免皮肤接触空气中粉尘漂浮物而过敏，即便刮风过后也不宜立即外出，最好待空气中的粉尘完全沉淀后再做外出安排；可随身携带抗过敏药物。

夏季

夏季是湿热体质和痰湿体质者最难过的季节。往往会出现精神萎靡、倦怠乏力、胸闷、头晕、食欲不振、身体消瘦等现象。由于夏季气温较高、闷热，痰湿体质和湿热体质者体内湿气较重，很容易受外界暑热的侵袭，加重湿热或痰湿程度，使人体显得更加沉重。这个季节，痰湿体质和湿热体质者不妨多吃些苦味食物，如苦瓜、苦菜、苦笋、蒲公英等，中医认为"苦能燥湿"，苦味食物可以减轻痰湿及湿热症状，从而达到平衡机体的目的。

夏季天气炎热，痰湿体质和湿热体质者不可过于贪凉，如经常待在空调房，大量吃冷饮等。痰湿及湿热体质者体内湿热之气不易外泄，如果过于贪凉，更会导致湿热之气凝滞于体内，从而加重身体负担，对改善体质毫无帮助。

秋季

对于一般人来说，进入秋季意味着摆脱了夏季的燥热，凉爽的天气更令人心旷神怡。可是对于气郁体质及阴虚体质者来说，秋季并没有人们想象的那般舒适。

秋季是阳消阴长的过渡期，大自然的阳气逐渐收敛，阴气见长。由于日照时间短、气温降低，所以才出现草枯叶落、花木凋零一片萧条的景色。人的感情比较细腻，看到此情此景难免会触景生情。特别是在生活中饱受困惑的气郁体质者，萧条的景色更容易勾起伤心往事，从而令情绪一落千丈。有的表现为暴躁易怒，有的则郁郁寡欢，有的愁眉不展、心事重重……据一项调查研究显示，秋季是自杀和病亡率最高的季节，是诱发精神疾病最多的时期。那么如何才能摆脱悲秋情节呢？其实很简单，平时可积极参加社会娱乐活动，广交朋友畅谈心声，登高赏景也能使人心胸开阔，疏解悲秋的情结。

阴虚体质者体内津液不足，容易出现阴虚火旺的现象，表现为口干舌燥、失眠、痤疮、口臭等问题。秋季空气干燥，会加重阴虚的症状。所以平时要多吃些滋阴润燥的食物，如莲藕、蜂蜜、百合等；酸味食物也可以适当多吃些，酸味入肝，可以收敛肝气，达到保肝的目的。不过，酸味食物不可吃太多，以免对胃部产生强烈的刺激，诱发胃溃疡、胃炎等疾病。秋梨膏是防秋燥的最佳保健饮品，平时可适当喝一些。

冬季

冬季天气寒冷、阳气减弱，是血瘀体质及阳虚体质者最难熬的时期。

冬季气温较低，人体的血液循环较慢，是心脑血管疾病的高发期。由于血瘀体质者本身的血液循环状态不佳，如果再受到冷环境的影响，血液循环状态更是雪上加霜。所以，血瘀体质者应想尽一切办法改善血液循环状态，避免血液淤积。最方便且有效的办法是运动，运动能加快人体的血液循环，提高新陈代谢。要讲究一定的原则：

第一，运动前先喝一大杯白开水，以补充水分，稀释血液，促进血液循环和新陈代谢。

第二，运动前做好热身准备。冬季人体的关节部位较为僵硬，运动前做些热身运动，能有效保护关节，避免运动过程中出现扭伤。

第三，避免穿着过薄。运动时，机体会排出大量汗液，若穿得过少很可能受风寒侵袭而感冒发热。

第四，运动过后不要立即静止不动，机体很难适应由动快速入静的状态，很可能造成机能紊乱，会出现恶心、呕吐、昏迷等症状。尤其是心脑血管疾病患者，更应注意这一点。

第五，注意运动量的把握，以运动后机体不感觉过度疲劳为度，若出现身体软弱无力、休息后身体仍然有乏力感，说明运动量过大，应尽快降低运动强度，或者换一种舒缓的运动方式。

经历了春、夏、秋这三个季节的消耗，进入冬季后，机体应适当地补养一番。对于阳虚体质者来说，冬季进补可以使营养物质更容易被人体吸收蕴藏，改善身体状况，增加机体免疫力，促进病体康复。